金匮要略心法要旨

高上林　赵玉玲　编著

裴瑞霞　赵颖林
赵美云　季艳丹
雷　雯　张家林
郝　芳　张　辽
负　茜　丁园园　整理

人民卫生出版社

图书在版编目(CIP)数据

金匮要略心法要旨/高上林,赵玉玲编著.—北京:人民卫生出版社,2017

ISBN 978-7-117-25731-2

Ⅰ.①金… Ⅱ.①高… ②赵… Ⅲ.①《金匮要略方论》-研究 Ⅳ.①R222.39

中国版本图书馆 CIP 数据核字(2017)第 313398 号

人卫智网	www.ipmph.com	医学教育、学术、考试、健康,购书智慧智能综合服务平台
人卫官网	www.pmph.com	人卫官方资讯发布平台

金匮要略心法要旨

编　　著:高上林　赵玉玲
出版发行:人民卫生出版社 (中继线 010-59780011)
地　　址:北京市朝阳区潘家园南里 19 号
邮　　编:100021
E - mail: pmph @ pmph.com
购书热线:010-59787592　010-59787584　010-65264830
印　　刷:三河市潮河印业有限公司
经　　销:新华书店
开　　本:850×1168　1/32　印张:6.5
字　　数:146 千字
版　　次:2018 年 1 月第 1 版　2018 年 1 月第 1 版第 1 次印刷
标准书号:ISBN 978-7-117-25731-2/R・25732
定　　价:29.00 元

打击盗版举报电话:010-59787491　E-mail:WQ @ pmph.com
(凡属印装质量问题请与本社市场营销中心联系退换)

前　言

　　中医学是我国劳动人民长期以来同疾病作斗争的经验总结，它不仅有精湛的完整理论，而且有高度的实践效果，是伟大祖国文化遗产中的一个重要组成部分。

　　《金匮要略》是中医学的经典著作之一，以《内经》天人合一"的整体观点为基本精神，运用四诊八纲为辨证论治的科学依据，从而奠定了中医治疗杂病的理论基础，对中医学的临床实践，一直起着直接的指导作用。

　　但该书条文繁冗，方剂众多，欲"对方对证，施之于人"诚有所难，有鉴于此，将《金匮要略》教学笔记，不断整理，逐步修改，把书中全部方剂，编为七字歌诀，并将方剂加减及所主病症一并编入，且于每章之末，附以"本篇概要"，扼要概括本章要点，内容力求简明，俾教者易授，学者易懂，有方有证，易于临床运用。

　　书中缺点错误，尚希指正。

高上林　赵玉玲

念恩师高上林

恩师高上林先生，祖籍山西原平，家世业医，其祖父、父亲曾在山西原平、太原、陕西西安等地行医，悬壶济世，解除黎民病痛，因其德诚业精，在秦晋两地颇有医名。20世纪50年代初，先生从西北医学院毕业，进入西安中医联合诊所随其父学习中医，从事临床。先生生性聪颖，言讷行敏，悟性颇高，立志苦学数载，深得家学真传，西安市中医医院成立后，遂进入医院内科工作。20世纪60年代，先生为政府举办的中医徒弟班讲授《黄帝内经》《伤寒论》《金匮要略》《方剂学》等课程，为培养中医人才和推广发扬经方贡献良多。

先生诊病十分重视辨证，辨证准确事半功倍，临证处方用药，法度严谨，条理清晰。先生善用经方，其特点可概括为简、廉、验。临证遣方多以仲景方加减，用药不过数味，多为临床常用的饮片，鲜投名贵生僻之品，临床收效却极为灵验，在糖尿病、胆囊炎、支气管哮喘、冠心病、慢性萎缩性胃炎等内科常见病和疑难杂症方面收效显著。先生善用和法，认为八法之中，和法为要，使用和解之剂小柴胡汤已至出神入化之境，其和法思想、和谐思维、和解之道不但对于吾辈临床工作，同时对于我们为人处事也多有启迪。

受家学影响，先生数十年学习研究、体味揣摩经方，及至年老，仍对《伤寒论》《金匮要略》条文烂熟于心，出口成诵，信手拈来,对经典条文的理解深刻,心得独到。为使后学能够准确学习理解经典,同时也为了传承发展经方,促进经方临床运用,在临证之余,先生和师母赵玉玲女士将当年《金匮要略》教学笔记加以整理,结合自己数十年临证使用经方的经验体会,对《金匮要略》条文逐条诠释,对所有方剂编成歌诀,编辑出版《金匮要略心法要旨》,其内容简明扼要,言简意赅,易于学习领会,出版之后受到同行和后学的推崇与肯定。

我从20世纪90年代即师从先生,做先生的临床研究生、学术经验继承人和高上林工作室负责人,受教受益于先生良多。今年先生荣膺全国首届名中医,实乃名至实归。为彰显先生仁心仁术,感念先生对我以及工作室团队的提携与教诲,同时也为了让先生的研究成果能够惠及更多的中医同行,我们将先生的《金匮要略心法要旨》再次校对整理后出版,以期告慰先贤,亦为弘扬经典推广经方略尽绵薄之力。

谨以为念。

学生裴瑞霞于丁酉年晚秋

凡　例

1. 本书以明朝赵开美复刻的宋代林亿校订本为蓝本,为了保存本来面目,原文内容上没有更动。

2. 将本书全部方剂及其主治,编为七字歌诀,以便读者易读易记。

3. 在每篇之后附有【本篇概要】,使读者对本篇论述,有一个概括的认识。同时对本篇概要内容编成"助忆歌诀",以帮助读者记忆。

4. 【本篇概要】之后附以【方证解析】,逐方讲解,并附"方剂歌诀",帮助读者记忆理解。

5. 为了帮助读者对内容的理解,【词解】中对词和句进行了解释和考证。

6. 方中所用的药物分量,均是以古代度量衡计算的,是当今临床的重要参考,但应符合《中国药典》要求,可参考现代中药(本草)书籍中所载的药物分量,结合病情,灵活运用。

7. 本书白杂疗方以下三篇,临床不常应用,故载而未编。供参读。

目　录

金匮要略方论序

　　张仲景为《伤寒杂病论》，合十六卷，今世但传《伤寒论》十卷，杂病未见其书，或于诸家方载其一二矣。翰林学士王洙在馆阁日，于蠹简中得仲景《金匮玉函要略方》三卷：上则辨伤寒，中则论杂病，下则载其方，并疗妇人。乃录而传之士流，才数家耳。尝以对方证对者，施之于人，其效若神。然而或有证而无方，或有方而无证，救疾治病，其有未备。国家诏儒臣校正医书，臣奇先校定《伤寒论》，次校定《金匮玉函经》。今又校成此书，仍以逐方次于证候之下，使仓卒之际，便于检用也。又采散在诸家之方，附于逐篇之末，以广其法。以其伤寒文多节略，故所杂病以下，终于饮食禁忌，凡二十五篇，除重复，合二百六十二方，勒成上中下三卷，依旧名曰《金匮方论》。臣奇尝读《魏志·华佗传》云："出书一卷，曰，此书可以活人"。每观华佗凡所疗病，多尚奇怪，不合圣人之经，臣奇谓活人者，必仲景之书也。大哉！炎农圣法，属我盛旦，恭维主上，丕承大统，抚育元元，颁行方书，拯济疾苦，使和气盈溢而万物莫不尽和矣。

太子右赞善大夫臣高保衡
尚书都官员外郎臣孙奇
尚书司封郎中充秘阁校理臣林亿等
传上

1

脏腑经络先后病脉证第一

（论十三首　脉证二条）

【原文】

★问曰：上工①治未病②，何也？

★师曰：夫治未病者，见肝之病，知肝传脾，当先实脾，四季脾王（旺）不受邪，即勿补之③。中工不晓相传，见肝之病，不解实脾，惟治肝也。夫肝之病，补用酸，助用焦苦，益用甘味之药调之。酸入肝，焦苦入心，甘入脾，脾能伤肾④，肾气微弱则水不行，水不行则心火气盛，则伤肺，肺被伤则金气不行，金气不行则肝气盛，则肝自愈，此治肝补脾之要妙也。肝虚则用此法，实则不在（再）用之。

经曰⑤"虚虚实实，补不足，损有余"是其义也。余脏准此。

【词解】

①上工：工是指医生，古人把医生分成上、中、下三等，治愈率达百分之九十的称上工，治愈率达百分之八十的称中工，治愈率达百分之六十的称下工。《难经·十三难》云："经言知一为下工，知二为中工，知三为上工。上工者，十全九；中工者，十全八；下工者，十全六。"

②治未病：含有两种意义，一种是防病于未然，即是治未病的人。在人体还没有发病以前进行预防，如《素问·四气调神大论》云"不治已病治未病"就是这种意义；一种是人已生病，防止病邪传变到未病的脏腑，譬如肝病可以传脾，在治

疗时就应该补脾,如《素问·玉机真脏论》云:"肝受气于心,传之于脾"。本文的治未病即属于后者。

③四季脾王(旺)不受邪,即勿补之:王同旺。四季末期的各十八天,即春三月、夏六月、秋九月、冬十二月末的各十八天,都是脾土当旺的时候,脾旺则不受邪,所以不须用补。

④脾能伤肾:《三因方》"伤"字作"制"字讲,制是制约的意思,就是说脾能够制约肾,使它不致偏于旺盛。

⑤经曰:指引用《难经》的经文。

【原文】

★夫人禀五常①,因风气②而生长,风气虽能生万物,亦能害万物。如水能浮舟,亦能覆舟。若五脏元真③通畅,人即安和,客气邪风④,中人多死。千般疢难⑤,不越三条:一者,经络受邪入脏腑为内所因也;二者,四肢九窍,血脉相传,壅塞不通,为外皮肤所中也;三者,房室金刃虫兽所伤。以此详之,病由都尽。若人能养慎,不令邪风干忤经络⑥,适中经络,未流传脏腑⑦,即医治之;四肢才觉重滞,即导引⑧吐纳⑨、针灸膏摩⑩,勿令九窍⑪闭塞;更能无犯王法,禽兽灾伤,房室勿令竭乏,服食节其冷热苦酸辛甘,不遗形体有衰,病则无由入其腠理。腠者,是三焦通会元真之处,为血气所注;理者,是皮肤脏腑之文理也。

【词解】

①人禀五常:禀是受的意思。五常即五行,就是五行运化的常道。

②风气:指自然界四时气候变化而言,具体内容包括风、寒、暑、湿、燥、火六气,并非单指风。

③元真:指元气或真气,即指各脏器的功能活动而言。

3

④客气邪风:外至曰客,不正曰邪,指能够使人生病的四季不正常的气候变化而言。

⑤疢难:疢音趁;难,读去声。疢难就是病苦的意思。

⑥经络:是人体气血运行的通路,其直行的谓之经,横行支出的谓之络。人体主要有十二经脉和十五络脉,都有一定的起点、止点和循行路线,内入体腔脏腑,外达肌表肢节,表里上下,互相联系,网络了全身各个部位。

⑦脏腑:脏,指五脏,即心、肝、脾、肺、肾;腑,指六腑,即胆、胃、大肠、小肠、三焦、膀胱。

⑧导引:古代柔软运动的一种方法,凡人自摩自理,伸缩手足,除劳去烦,名为导引。《素问·异法方宜论》云:"其治宜导引按跷。"

⑨吐纳:吐,口吐浊气曰吐故;纳,鼻纳清气曰纳新。吐纳是古代调整呼吸的一种养生却病方法。《嵇康养生论》云:"呼吸吐纳,服食养生"

⑩膏摩:用药膏摩擦体表一定部位的外治方法。

⑪九窍:九窍指面部的耳、目、鼻、口七窍和下部的前阴与后阴二窍。

【原文】

★问曰:病人有气色①见于面部,愿闻其说。师曰:鼻头②色青,腹中痛,苦冷者死(一云腹中冷苦痛者死);鼻头色微黑者,有水气③;色黄者,胸上有寒;色白者,亡血也;设微赤非时者,死。其目正圆④者,痉,不治。又色青为痛,色黑为劳,色赤为风,色黄者,便难,色鲜明者,有留饮⑤。

【词解】

①气色:五脏六腑的精华,藏于内的为气,现于外的为色。色有五,即青、黄、赤、白、黑。

②鼻头:是脾经所主的部位,《内经》谓之明堂。

③水气:病名,指体内有积水。

⑤目正圆:两目直视不能转动。

⑥留饮:病名,痰饮停留在体内的叫留饮。

【原文】

★师曰:病人语声寂然①,喜惊呼者,骨节间病;语言喑喑然②不彻者,心膈间病;语声啾啾然③细而长者,头中病(一作痛)。

★师曰:息摇肩④者,心中坚;息引胸中上气者,咳;息张口短气者,肺痿⑤唾沫。

★师曰:吸而微数,其病在中焦⑥,实也,当下之即愈,虚者不治。在上焦⑦者,其吸促⑧;在下焦⑨者,其吸远⑩;此皆难治。呼吸动摇振振⑪者,不治。

★师曰:寸口⑫脉动者,因其王(旺)时而动⑬;假令肝王(旺)色青,四时各随其色⑭。肝色青而反色白,非其时色脉,皆当病。

【词解】

①语声寂然:谓病人安静无语声。

②喑喑然:喑音阴,形容声音低微欲绝。

③啾啾然:啾音纠,形容声音细小。

④息摇肩:呼吸时两肩向上耸动,形容呼吸困难的样子。

⑤肺痿:病名,详见本书"肺痿肺痈咳嗽上气病脉证治第七"。

⑥中焦:指膈下至脐上的部位。

⑦上焦:指膈以上至口鼻的部位。

⑧吸促:呼吸短促。

⑨下焦:指脐以下至二阴的部位。

⑩吸远:吸气困难而深长。

⑪振振:全身振动。

⑫寸口:指两手寸、关、尺三部之脉而言。

⑬王(旺)时而动:四时脉象各有不同,即春脉弦、夏脉洪、长夏脉缓、秋脉毛、冬脉石。

⑭四时各随其色:四时气色各有不同,即春色青、夏色春、长夏色黄、秋色白、冬色黑。

【原文】

★问曰:有未至而至①,有至而不至,有至而不去,有至而太过,何谓也?师曰:冬至②之后,甲子③夜半,少阳④起,少阳之时,阳始生,天得温和,以未得甲子,天因温和,此为未至而至也。以得甲子,而天未温和,此为至而不至也。以得甲子,而天下寒不解,为至而不去也。以得甲子,而天温如盛夏五六月时,此为至而太过也。

【词解】

①未至而至:前一个"至"指时令,后一个"至"指那个时令的气候。凡时令未到而气候已到,称为未至而至。

②冬至:农历的二十四个节气之一,在农历十一月间。

③甲子:是古代用十天干、十二地支配合起来记年、月、日的方法。十天干即甲、乙、丙、丁、戊、己、庚、辛、壬、癸;十二地支即子、丑、寅、卯、辰、巳、午、未、申、酉、戌、亥。互相配合,共六十个,"甲子"是第一个。

④少阳:古代用来代表时令的一个名称。

【原文】

★师曰:病人脉浮者在前①,其病在表;浮者在后②,其病在里;腰痛背强不能行,必短气而极③也。

★问曰：经云④："厥阳⑤独行"，何谓也？师曰：此为有阳无阴，故称厥阳。

★问曰：寸脉⑥沉大而滑，沉则为实，滑则为气，实气相搏，血气入脏即死，入腑即愈，此为卒厥⑦，何谓也？师曰：唇口青，身冷，为入脏，即死；如身和，汗自出，为入腑，即愈。

★问曰：脉脱⑧入脏即死，入腑即愈，何谓也？师曰：非为一病，百病皆然。譬如浸淫疮⑨，从口起流向四肢者可治，从四肢流来入口者不可治；病在外者可治，入里者即死。

【词解】

①浮者在前：指浮脉现于关前，即寸脉浮。

②浮者在后：指浮脉现于关后，即尺脉浮。

③短气而极：指极度地短气，是肾脏不能纳气的一种现象。

④经云：非指《内经》《难经》而言，是指古代的医经。

⑤厥阳：厥，气逆也。厥阳是孤阳之气。

⑥寸脉：指两手寸部的脉而言。

⑦卒厥：卒，同猝。卒厥，病名，即忽然昏倒的一种病证。

⑧脉脱：指脉乍伏不现，是邪气阻遏正气所致，非指气血虚竭的真脱。

⑨浸淫疮：一种蔓延性皮肤湿疮。

【原文】

★问曰：阳病①十八？何谓也？师曰：头痛、项、腰、脊、臂、脚掣痛。阴病②十八，何谓也？师曰：咳，上气喘，哕③，咽④，肠鸣胀满，心痛拘急。五脏病各有十八，合为九十病；人又有六微，微有十八病，合为一百（零）八病；五劳⑤、七伤⑥、

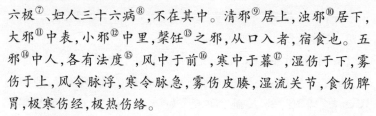

六极⑦、妇人三十六病⑧,不在其中。清邪⑨居上,浊邪⑩居下,大邪⑪中表,小邪⑫中里,䅽饪⑬之邪,从口入者,宿食也。五邪⑭中人,各有法度⑮,风中于前⑯,寒中于暮⑰,湿伤于下,雾伤于上,风令脉浮,寒令脉急,雾伤皮腠,湿流关节,食伤脾胃,极寒伤经,极热伤络。

【词解】

①阳病:是指属外表经络的病证。

②阴病:是指属内部脏腑的病证。

③哕:音月,呃逆也。

④咽:音业,指咽中梗塞。

⑤五劳:心劳、肝劳、脾劳、肺劳、肾劳。

⑥七伤:食伤、忧伤、饮伤、房室伤、饥伤、劳伤、经络荣卫气伤。又说:大饱伤脾,大怒气逆伤肝,强力举重久坐湿地伤肾,形寒饮冷伤肺,忧愁思虑伤心,风雨寒暑伤形,大恐惧不节伤志。

⑦六极:气极、血极、筋极、骨极、肌极、精极。

⑧妇人三十六病:指十二症(谓所下之物一如膏,二如青血,三如紫汁,四如赤皮,五如脓痂,六如豆汁,七如葵羹,八如凝血,九如清血似水,十如米汁,十一如月浣,十二如经度不应期);九痛(一阴中痛伤,二阴中淋痛,三小便即痛,四寒冷痛,五月水来腹痛,六气满(溏)并痛,七汗出阴中如啮虫痛,八胁下皮痛,九腰痛);七害(一害皮,二害气,三害冷,四害劳,五害房,六害妊,七害睡);五伤(一穷孔痛,二中寒热痛,三小腹急牢痛,四脏不仁,五子门不正引背痛);三痼(一月水闭塞不通,二绝产乳,三羸瘦不生肌肤)。(据《千金要方》所载。)

⑨清邪:清者本乎天,多居上,清邪为谓雾露之邪。

⑩浊邪:浊者本乎地,多居下,浊邪谓水湿之邪。

⑪大邪:指六淫之邪。

⑫小邪:指七情之邪。

⑬槃饪:槃音馨,饪音荏。槃饪指饮食而言。

⑭五邪:风、寒、湿、雾、食。

⑮法度:一定规律的意思。

⑯前:指午前。

⑰暮:指傍晚。

【原文】

★问曰:病有急当救里救表者①,何谓也? 师曰:病,医下之②,续得下利清谷不止,身体疼痛者,急当救里;后身体疼痛,清便自调者③,急当救表也。

★夫病痼疾④,加以卒病⑤,当先治其卒病,后乃治其痼疾也。

★师曰:五脏病各有所得⑥者,愈;五脏病各有所恶⑦,各随其所不喜者为病。病者素不应食,而反暴思之,必发热也。

★夫诸病在藏⑧,欲攻之⑨,当随其所得⑩而攻之,如渴者与猪苓汤,余皆仿此。

【词解】

①急当救里救表:就是根据病情的轻重缓急,定出先后的治疗方法。

②医下之:指误下而言。

③清便自调:大便正常。

④痼疾:缠绵难愈的久病。

⑤卒病:猝然发作的新病。

⑥所得:指适合病人的气味和饮食。

⑦所恶:恶读去声。指病人所厌恶的气味和饮食。

⑧在藏:谓病藏匿在里之义。

⑨攻之：攻，古训治字，不专指攻下之意。
⑩所得：谓病邪的依据。

 本篇概要

本篇为《金匮要略》的第一篇，也是全书的纲领，笔者在《内经》《难经》的理论基础上，结合自己丰富的实践经验，对中医学的病理、病因、诊断、治疗及预防等各方面，都作了概括的论述，从而奠定了中医治疗杂病的基础。

一、在病理方面

篇中云"人禀五常，因风气而生长"，"风气虽能生万物，亦能害万物"。首先说明人既然不能离开自然界而单独生存，同时也受四时气候变化的影响。篇中又云："五脏元真通畅，人即安和。"即谓五脏元真之气，通畅相生，虽有客气邪风，亦不易致病，此即《素问·上古天真论》"精神内守，病安从来"和《素问遗篇·刺法论》"正气存内，邪不可干"思想的进一步发展和运用。相反，如果五脏元真不畅，则客气邪风乘虚而入，致生疾病，即篇中所指"客气邪风，中人多死"之意。所以在病理方面，本篇主要以元真与邪气来阐明，也就是说，客气邪风之外因，虽能影响人体而致病，但决定因素还在于五脏元真之内因。

二、在病因方面

文中指出："千般疢难，不越三条。"一者经络受邪，即入脏腑，此为内所因也；二者脏腑不受邪，惟皮肤四肢九窍血脉壅塞，此为外所中也；三者房室金刃虫兽所伤，是为不内外因，以此三条详之，千般疢难，病因都尽，为后世三因学说奠定了基础。

三、在诊断方面

本文对望、闻、问、切四诊,作了简要的论述。

望诊 通过对鼻面部色泽的观察,来诊断疾病和判断预后。文中说:"鼻头色青,腹中痛,苦冷者死。"又说:"鼻头色微黑者,有水气。"因为在《灵枢经》中以鼻为面王,是属于脾的外候,脾为后天之本;病人面部见青色,青乃肝之色,是肝木克脾土之征象;所以腹中痛苦冷,则是阳亡,乃水盛土败之候,故主"死"。又肾主水,黑乃土之色,鼻头微黑是肝负肾气,水反侮土之象,故主"有水气"。

闻诊 是根据病人的语言声音、呼吸来推断病位之所在和预后的吉凶。如文中说:"病人语声寂然,喜惊呼者,骨节间病。"《内经》谓厥阴肝木,在志为惊,在声为呼,今病人语声寂然,而喜惊呼,知属厥阴而深入筋节间矣。文中又说:"吸而微数,其病在中焦,实也。当下之即愈,虚者不治。"《难经·四难》云:"呼出心与肺,吸入肾与肝。"心肺阳也,肾肝阴也。若中焦有邪实,则阻其升降之机,宗气因之不盛于上,吸气因之不达于下,中道即还,宗气不盛则吸微,中道即还则往来速,速则数,故吸而微数,如泻中焦之实,则升降行而吸平病愈;如非中焦实,即肝肾之阴虚,根本不固,故其气轻浮上越,阴阳离决,致使虚者不治。

问诊 首先指出如果病人得到适宜的饮食和居处,则足以安脏气而却病邪;相反,如果病人得到"所恶"和"所不喜"的饮食和居处,则足以忤脏气而助病邪,如文中说:"五脏病各有所得者,愈;五脏病各有所恶,各随其所不喜者为病"。这与《素问·脏气法时论》所提的"肝色青宜食甘,心色赤宜食酸,肺色白宜食苦,肾色黑宜食辛,脾色黄宜食咸"和《素问·宣明五气》所提的"心恶热,肺恶寒,肝恶风,脾恶湿,肾恶燥"以及《难经·六十难》所说的"问其所欲五味"等论述是

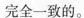

完全一致的。

　　切诊　运用中医学"天人合一"的整体观念,阐明四时气候的变化可以对色脉产生影响,如文中说:"寸口脉动者,因其王(旺)时而动,假令肝王(旺)色青,四时各随其色,肝色青而反色白,非其时色脉,皆当病"。所谓"因其王(旺)时而动","四时各随其色",是说明人体的脉象和色泽,是随着五脏当旺的季节而有所变动,如《内经》中所指出的肝旺于春,其脉弦,其色青;心旺于夏,其脉洪,其色赤;肺旺于秋,其脉毛,其色白;肾旺于冬,其脉石,其色黑;脾旺于四季,其脉代,其色黄等,这是属于正常的生理现象。又谓"非其时色脉,皆当病",这是属于反常的病理现象。文中以肝为例,"肝色青而反色白",也就是说,在春时肝旺之令,其脉应弦,其色应青,反而得毛脉,其色白,此为非其时而有其脉,非其时而有其色,则为犯其王(旺)气,是乃贼克之象,故当病。其余各脏以此类推。其次着重提出,同是一种脉象,由于出现的前后部位不同,因而知道病证的表里亦迥然不同,如文中说:"病人脉浮者在前,其病在表;浮者在后,其病在里"。所谓浮者在前,即为寸部之脉,寸部得浮,上以候上,故其病在表;所谓浮者在后,即为尺部之脉,尺部得浮,下以候下,故其病在里。提示后人,不可以因浮脉的出现,即一概以表证而论,在临床上一定要细心诊察,方可治疗无误。

　　四、在防病治病方面

　　本篇开首即云"上工治未病",它包含着两方面的意义:其一是治疗未病之人,即是在未病之前进行预防,充分体现了预防为主,治疗为辅的重大意义,同时是对《素问·四气调神大论》中所说"不治已病治未病"的进一步发挥。其次是治疗未病之脏腑,提早预防疾病的传变,故文中说:"见肝之病,知肝传脾,当先实脾。"《素问·玉机真脏论》说:"五脏受气于其所生,传之于其所胜,气舍于其所生,死于其所不胜。"以肝为例,"肝受气于心,传之于脾,气舍于肾,至肺而死",所以见肝之病,则预知将传于其所胜之脾,故在治疗时,除了治肝以外,还要充实脾土,以杜其传变之途径。如不知晓其中的传变规律,不理解肝病实脾的治疗方法,只知肝病治肝,则必然导致本经之病未已,而它经之病又生之后果。

五、在临证治疗方面

临证治疗时,仲景着重提出,一定要明辨表里虚实,分清卒病痼病,而后决定先后缓急的治疗方法。如文中说:"病,医下之,续得下利清谷不止,身体疼痛,急当救里;后身体疼痛,清便自调者,急当救表也。"该症系误下之后,表里同病,如果下利清谷不止,势必阳脱而死,故当急救其里,里得救,而后治其表。文中又说:"病痼疾,加以卒病,当先治其卒病,后乃治其痼疾也。"痼疾乃系旧病,卒病乃系新病,缓者治其本,所以先治卒病,而后治其痼疾。因为痼疾非旦夕所能取效,而卒病如不急治,则两邪相合,为患不浅。

本篇条文虽然不多,但笔者在《内经》《难经》的思想指导下,以"天人合一"的整体观念,对中医学杂病的理论和实践作了纲领性的论述,为临床应用提出了极其宝贵的经验。

◎助忆歌诀

仲景首篇叙纲领,阐发内经与难经,
发病机理重内因,形衰腠理始被侵,
千般疢难三条正,三因学说由是兴,
望闻问切曰四诊,诊断疾病预后凭,
不治已病治未病,见肝实脾乃上工。

痉湿暍病脉证第二

（论一首　脉证十二条　方十一首）

【原文】

★太阳病①,发热无汗,反恶寒者,名曰刚痉②(又作痓,余同)。

★太阳病,发热汗出,而不恶寒者,名曰柔痉③。

★太阳病,发热,脉沉而细者,名曰痉,为难治。

★太阳病,发汗太多,因致痉。

★夫风病④,下之则痉,复发汗,必拘急。

★疮家⑤,虽身疼痛,不可发汗,汗出则痉。

【词解】

①太阳病:是伤寒六经分类之一,共有主要证症状:脉浮,头项强痛,恶寒。

②刚痉:痉音至,后来多作痓,主证是项背强急,无汗。

③柔痉:主证是项背强急,有汗。

④风病:伤于六淫中的风邪引起的疾患。

⑤疮家:素患疮疡,经久不愈,流脓失血,津液亏损的人。

【原文】

★病者,身热足寒,颈项强急,恶寒,时头热,面赤,目赤,独头动摇①,卒口噤②,背反张③者,痉病也,若发其汗者,寒湿相搏,其表益虚,即恶寒甚,发其汗已,其脉如蛇④(一云其脉浛浛)。

★暴腹胀大者,为欲解,脉如故,反伏弦⑤者,痉。

★夫痉脉,按之紧如⑥弦,直上下行⑦。

★痉病有灸疮⑧难治。

【词解】

①独头动摇:只有头部动摇。

②卒口噤:卒,突然的意思。口噤是牙关紧闭,不能说话。

③背反张:头向后屈,项背向前强直,如角弓之反张。

④其脉如蛇:形容脉来屈曲,犹如蛇行之象。

⑤伏弦:脉沉而着骨曰伏,形如琴弦,指下挺然曰弦。

⑥如:古时"如"与"而"通用,故此处"如"应读"而"音。

⑦直上下行:上指脉的寸部,下指脉的尺部。"直上下行"谓从寸部到尺部。

⑧灸疮:经过灸法而使灸处皮肤破溃引起的灸疮。

【原文】

★太阳病,其证备,身体强,几几然①,脉反沉迟,此为痉,栝蒌桂枝汤主之。

栝蒌桂枝汤方

栝蒌根二两　桂枝三两(去皮)　芍药三两　甘草二两(炙)　生姜三两(切)　大枣十二枚(擘)

上六味,以水九升,煮取三升,分温三服,取微汗。汗不出,食顷啜热粥发。

★太阳病,无汗而小便反少,气上冲胸,口噤不得语,欲作刚痉,葛根汤主之。

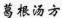

葛根汤方

葛根四两　麻黄三两(去节)　桂枝二两(去皮)　芍药二两　甘草二两(炙)　生姜二两(切)　大枣十二枚(劈)

上七味,吹咀,以水一斗,先煮麻黄、葛根,减二升,去沫,内诸药,煮取三升,去滓,温服一升,复取微似汗,不须啜粥,余如桂枝汤法将息及禁忌。

【词解】

①几几然:几,音殊。几几然,有项背拘急,俯仰不能自如的感觉,好像短羽鸟伸颈欲飞的样子。

【原文】

★痉为病,胸满(懑)口噤,卧不着席①,脚挛急②,必齘齿③,可与大承气汤。

大承气汤方

大黄四两(酒洗)　厚朴半斤(炙,去皮)　枳实五枚(炙)　芒硝三合

上四味,以水一斗,先煮二物取五升,去滓,内大黄煮取二升,去滓,内芒硝,更上微火一二沸,分温再服,得下止服。

★太阳病,关节疼痛而烦,脉沉而细(一作缓)者,此名湿痹④(《玉函》云"中湿");湿痹之候,小便不利,大便反快,但当利其小便。

★湿家⑤之为病,一身尽疼(一云疼烦)。发热,身色如熏黄⑥也。

【词解】

①卧不着席:仰卧时头足着席,而腰背部向上挺,不能着席,形容角弓反张得厉害。

⑦脚挛急:两足弓曲拘急不能伸直。

⑧龂齿:咬牙磋齿,相磨成声。

④湿痹:病名,为风寒湿三痹之一,主证关节疼痛,肢体重着。

⑤湿家:素有湿病的人。

⑥熏黄:黄色晦暗无光如烟熏一样。

【原文】

★湿家,其人但头汗出,背强,欲得被覆向火,若下之早则哕①,或胸满(懑),小便不利(一云利),舌上如胎(苔)②者,以丹田③有热,胸上④有寒,渴欲得饮而不能饮,则口燥烦也。

★湿家,下之,额下汗出,微喘,小便利(一云不利)者,死;若下利不止者,亦死。

★风湿相搏,一身尽疼痛,法当汗出而解,值天阴雨不止,医云此可发汗,汗之病不愈者,何也?盖发其汗,汗大出者,但风气去,湿气在,是故不愈也。若治风湿者,发其汗,但微微似欲出汗者,风湿俱去也。

★湿家,病身疼发热,面黄而喘,头痛鼻塞而烦,其脉大,自能饮食,腹中和无病,病在头中寒湿,故鼻塞,内⑤药鼻中则愈。(《脉经》云"病人喘",而无"湿家,病"以下至"喘"十一字。)

【词解】

①哕:呃逆。

②如胎(苔):舌面上见到浮垢,湿润白滑,似苔非苔。

③丹田:古人称脐下三寸为"丹田穴",又名关元穴,这里泛指下焦。

④胸上:指胸间。

⑤内:古时同"纳"。

【原文】

★湿家,身烦疼,可与麻黄加术汤发其汗为宜,慎不可以火攻之。

麻黄加术汤方

麻黄三两(去节)　桂枝二两(去皮)　甘草一两(炙)
杏仁七十个(去皮尖)　白术四两

上五味,以水九升,先煮麻黄,减二升,去上沫,内诸药,煮取二升半,去滓。温服八合,复取微似汗。

★病者一身尽疼,发热,日晡①所剧者,名风湿。此病伤于汗出当风,或久伤取冷②所致也。可与麻黄杏仁薏苡甘草汤。

麻黄杏仁薏苡甘草汤方(麻杏薏甘汤方)

麻黄半两(去节,汤泡)　甘草一两(炙)　薏苡仁半两
杏仁十个(去皮尖,炒)

上剉麻豆大,每服四钱,水盏半,煮八分,去滓。温服,有微汗,避风。

【词解】

①日晡:指午后3时至5时的时候。

②取冷:是指受寒太过的意思。

【原文】

★风湿脉浮,身重汗风恶风者,防己黄芪汤主之。

防己黄芪汤方

防己一两　甘草半两(炒)　白术七钱半　黄芪一两一分(去节)

上剉麻豆大,每抄五钱匕,生姜四片,大枣一枚,水盏半,煎八分,去滓,温服,良久再服。喘者加麻黄半两。胃中不和者加芍药三分。气上冲者加桂枝三分。下有陈寒者加细辛三分。服后当如虫行皮中,从腰下如冰,后坐被上,又以一被绕腰下,温令微汗,差(瘥)。

★伤寒,八九日,风湿相搏,身体疼烦,不能自转侧,不呕不渴,脉浮虚而涩者,桂枝附子汤主之;若大便坚,小便自利者,去桂加白术汤主之。

桂枝附子汤方

桂枝四两(去皮)　附子三枚(炮,去皮,破八片)　生姜三两(切)　甘草二两(炙)　大枣十二枚(劈)

上五味,以水六升,煮取二升,去滓,分温三服。

白术附子汤方

白术二两　附子一枚半(炮,去皮)　甘草一两(炙)　生姜一两半(切)　大枣七枚(劈)

上五味,以水三升,煮取一升,去滓,分温三服。一服觉身痹,半日许再服。三服都尽,其人如冒状,勿怪,即是术附并走皮中,逐水气,未得除故耳。

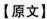

【原文】

★风湿相搏,骨节疼烦,掣痛不得屈伸,近之则痛剧,汗出短气,小便不利,恶风,不欲去衣,或身微肿者,甘草附子汤主之。

甘草附子汤方

甘草二两(炙)　附子二枚(炮,去皮)　白术二两
桂枝四两(去皮)

上四味,以水六升,煮取三升,去滓。温服一升。日三服。初服得微汗则解,能食,汗出,复烦者,服五合;恐一升多者,服六七合为妙。

★太阳中暍[①],发热恶寒,身重而疼痛,其脉弦细芤迟[②],小便已洒洒然毛耸[③],手足逆冷,小有劳,身即热,口开前板齿燥。若发其汗,则其恶寒甚;加温针,则发热甚;数下之,则淋甚。

★太阳中热者,暍是也,汗出,恶寒,身热而渴,白虎加人参汤主之。

白虎加人参汤方

知母六两　石膏一斤(碎)　甘草二两　粳米六合　人参三两

上五味,以水一斗,煮米熟汤成,去滓,温服一升,日三服。

★太阳中暍,身热,疼重,而脉微弱,此以夏月伤冷水,水行皮中所致也,一物瓜蒂汤主之。

一物瓜蒂汤方

瓜蒂　二十个

上剉,以水一升,煮取五合,去滓,顿服。

【词解】

①太阳中暍:中暍是夏季伤暑病,因为暑邪中人先从太阳开始,所以称为太阳中暍。

②脉弦细芤迟:这四种脉同时出现,是代表阴阳俱虚,气血不足。

③洒洒然毛耸:洒洒然是形容寒慄,毛耸是形容皮肤收束毫毛竖立的样子。洒洒然毛耸,实际上就是"打寒噤"。

本篇概要

痉,亦作痓。凡是项背强急,口噤不开,甚至角弓反张的,皆称为痉。

湿病有外湿和内湿的分别,一般而言,在上在表者为外湿,在下在里者为内湿,本篇所论,系指外湿而言。

暍,是伤于暑邪而致的病。本篇所论,即《素问·刺志论》所指的"气虚身热得之伤暑"的疾病,与后世所说的由于烈日远行,猝然昏倒的中暍不同。

因为痉、湿、暍三者皆由外感引起,而且都从太阳病开始,所以说"痉湿暍病起太阳"。

痉病如发热有汗为表虚,名曰柔痉;如发热无汗为表实,名曰刚痉。同为太阳中暍,如其人阳虚多湿的,则偏于湿化而为身重;如其人阴虚多火的,则偏于燥化而为汗出口渴;所以该病又分为偏于湿化和偏于燥化两类。湿为阴邪,最易伤阳,所以在治疗外湿时,必须微微取汗,切莫过汗伤阳。

◎**助忆歌诀**

痉湿暍病起太阳,有汗柔痉无汗刚,

中暍偏湿偏燥化,湿家微汗莫伤阳。

方证解析

刚痉无汗,故以葛根汤发表解肌,即葛根、麻黄、桂枝、芍药、甘草、生姜、大枣。

柔痉有汗,脉应浮缓,反而沉迟,系津液不足,所以除用桂枝汤即桂枝、芍药、甘草、生姜、大枣和营卫逐表邪外,而以栝蒌根为君清热生津,滋润筋脉。

口噤齘齿脚挛急,乃痉病热甚伤津,兼阳明里实的症状,故用芒硝、大黄、枳实、厚朴即大承气汤急下存阴。

湿家寒湿在表,用麻黄加术汤发汗,祛寒,该方即由麻黄、桂枝、甘草、杏仁组成之麻黄汤加白术。据《本经》记载:"白术治风寒湿痹,止汗。"所以在该方剂中,白术不但可以胜湿,尚可使发汗不致太过。

病家如发热身疼日晡所剧者,系风湿在表,用麻杏薏甘汤即麻黄、杏仁、薏苡仁、甘草散寒除湿,宜通肺气。

风湿伤于肌表而表虚不固者,宜防己黄芪汤即防己、黄芪、白术、甘草、生姜、大枣扶表祛湿。如喘系湿中挟寒,加麻黄以散之;下焦肝肾有陈寒者,加细辛以温之;气上冲加桂枝以散其逆;胃中不和加芍药自土中泻水。

风湿在表而表阳已虚者,以桂枝附子汤即桂枝、附子、甘草、生姜、大枣温经散寒,使湿从表解。

风湿在表,表阳已虚且病邪已趋里者,以白术附子汤即白术、附子、甘草、生姜、大枣助阳胜湿,使湿从里解。

风湿相搏表里阳气俱虚者,以甘草附子汤即甘草、附子、白术、桂枝扶正祛邪、表里同治。

太阳中暍偏于燥化者,服白虎人参汤即知母、石膏、人参、甘草、粳米清热生津益气。

太阳中暍偏于湿化者,服一物瓜蒂汤,因其苦能泄热,吐能越湿之故也。由瓜蒂一味组成。

◎方剂歌诀

刚痉发表<u>葛根汤</u>,葛麻桂草枣姜芍,
柔痉<u>栝蒌桂枝方</u>,桂枝芍药草枣姜,
口噤龄齿脚挛急,<u>大承</u>硝黄枳实朴,
湿家<u>麻黄加术汤</u>,桂草杏仁服之良,
日晡所剧一身疼,风湿<u>麻杏薏甘汤</u>,
<u>防己黄芪汤</u>枣姜,术草风湿身重方,
喘加麻黄下寒辛,气冲桂枝和胃芍,
身骨疼烦风湿搏,表里阳虚须辨详,
表阳虽虚表仍在,<u>桂枝附子</u>草枣姜,
表阳已虚邪趋里,白术附子草枣姜,
<u>甘草附子汤</u>术桂,表里阳气两虚弱,
中热<u>白虎人参汤</u>,知膏甘草粳米尝,
偏于湿化中暍病,顿服<u>一物瓜蒂汤</u>。

百合狐惑阴阳毒病证治第三

(论一首　证三条　方十二首)

【原文】

★论曰：百合病者，百脉一宗①，悉致其病也。意欲食，复不能食，常默默②，欲卧不能卧，欲行不能行，饮食或有美时，或有不欲闻食臭时，如寒无寒，如热无热，口苦，小便赤；诸药不能治，得药则剧吐，利，如有神灵者③，身形如和④其脉微数。每溺时头痛者，六十日乃愈；若溺时头不痛，淅然⑤者，四十日愈；若溺快然，但头眩者，二十日愈。其证或未病而预见⑥，或病四五日而出，或病二十日或一月微见者，各随证治之。

【词解】

①百脉一宗："百脉"指全身所有的经脉，"一宗"同出一个泉源的意思，"百脉一宗"就是说人体内部所有的经脉，都是同出一源的。

②默默：沉默无言。

③如有神灵者：是形容词，指病人精神不定和神志恍惚。

④身形如和：从外形上观察和没病的人一样，并没有显著的病态。

⑤淅然：形容洒淅怕风的样子。

⑥未病而预见："未病"指在伤寒发病之前，预先出现百合病的症状。

【原文】

★百合病,发汗后者,百合知母汤主之。

百合知母汤方

百合七枚(劈) 知母三两(切)

上先以水洗百合,渍一宿,当白沫出,去其水,更以泉水二升,煎取一升,去滓,别(另)以泉水二升煎知母,取一升,去滓后,合和煎取一升五合,分温再服。

★百合病,下之后者,滑石代赭汤主之。

滑石代赭汤方

百合七枚(劈) 滑石三两(碎,锦裹) 代赭石 如弹子丸大一枚(碎,锦裹)

上先以水洗百合,渍一宿,当白沫出,去其水,更以泉水二升,煎取一升,去滓,别(另)以泉水二升煎滑石、代赭,取一升,去滓后,合和重煎,取一升五合,分温服。

★百合病,吐之后者,用后方主之。

百合鸡子汤方

百合七枚(劈) 鸡子黄一枚

上先以水洗百合,渍一宿,当白沫出,去其水,更以泉水二升,煎取一升,去滓,内鸡子黄,搅匀,煎五分,温服。

★百合病,不经吐、下、发汗,病形如初者,百合地黄汤主之。

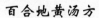

百合地黄汤方

百合七枚(擘)　生地黄汁一升

上以水洗百合,渍一宿,当白沫出,去其水,更以泉水二升,煎取一升,去滓,内生地黄汁,煎取一升五合,分温再服,中病勿更服,大便当如漆。

★百合病,一月不解,变成渴者,百合洗方主之。

百合洗方

上以百合一升,以水一斗,渍之一宿,以洗身,洗已,食煮饼,勿以盐豉也。

★百合病,渴不差者,栝蒌牡蛎散主之。

栝蒌牡蛎散方

栝蒌根　牡蛎(熬)等分
上为细末,饮服方寸匕,日三服。

★百合病,变发热(一作发寒热),百合滑石散主之。

百合滑石散方

百合一两(炙)　滑石三两
上为散,饮服方寸匕,日三服,当微利者,止服,热则除。

★百合病,见于阴者,以阳法救之[①];见于阳者,以阴法救之[②]。见阳攻阴,复发其汗[③],此为逆;见阴攻阳,乃复下之[④],此亦为逆。

26

【词解】

①见于阴者,以阳法救之:见于阴,是阴太过,实际上就是阳的不及,所以要用补阳抑阴的治疗方法来挽救。

②见于阳者,以阴法救之:见于阳,是阳太过,实际上就是阴的不及,所以要用滋阴抑阳的治疗方法来挽救。

③见阳攻阴,复发其汗:见阳攻阴,是更伤其阴;复发其汗,则更伤其阳。

④见阴攻阳,乃复下之:见阴攻阳是更伤其阳;乃复下之,则更伤其阴。

【原文】

★狐惑①之为病,状如伤寒,默默欲眠,目不得闭,卧起不安;蚀②于喉为惑,蚀于阴为狐,不欲饮食,恶闻食臭,其面目乍赤、乍黑、乍白,蚀于上部则声嗄③,甘草泻心汤主之。

甘草泻心汤方

甘草四两(炙)　黄芩　人参　干姜各三两　黄连一两
大枣十二枚(劈)　半夏半升

上七味,水一斗,煮取六升,去滓,再煎,温服一升,日三服。

★蚀于下部则咽干,苦参汤洗之。

苦参汤方

苦参一升
以水一斗,煎取七升,去滓,熏洗,日三服。

★蚀于肛者,雄黄熏之。

雄黄熏方

雄黄

上一味,为末,筒瓦二枚合之,烧,向肛熏之。

★病者脉数,无热,微烦,默默但欲卧,汗出;初得之三四日,目赤如鸠③眼;七八日,目四眦④(一本有黄字),黑;若能食者,脓成也;赤小豆当归散主之。

赤小豆当归散方

赤小豆三升(浸,令芽出,曝干)　当归(原书无分量)
上二味,杵为散,浆水服方寸匕,日三服。

【词解】

①狐惑:病名,"狐"狐疑也;"惑"乱也。因本病有狐疑惑乱的症状,所以称为狐惑。

②蚀:就是腐蚀。

③声嘎:就是声音嘶哑。

④鸠:鸟名,俗称斑鸠。

⑤眦:指两眼内外眦。

【原文】

★阳毒之为病,面赤斑斑如锦纹,咽喉痛,唾脓血,五日可治,七日不可治。升麻鳖甲汤主之。

★阴毒之为病,面目青,身痛如被杖①,咽喉痛,五日可治,七日不可治,升麻鳖甲汤去雄黄蜀椒主之。

升麻鳖甲汤方

升麻二两　当归一两　雄黄半两(研)　蜀椒(炒,去汗)

甘草二两　鳖甲手指大一片(炙)

上六味,以水四升,煮取一升,顿服之,老小再服取汗。

《肘后》《千金方》中阳毒用升麻汤,无鳖甲有桂;阴毒用甘草汤,无雄黄。

【词解】

①身痛如被杖:形容身体如受棍子打了一样疼痛。

本篇概要

　　本篇所论之百合病、狐惑和阴阳毒三病,都与伤寒有关,如《医宗金鉴》认为:百合病乃伤寒大病后之证候。在《巢氏诸病源候论》中,是把狐惑病归属于伤寒病范畴的疾患。《脉经》云:"在伤寒一二日便成阳毒,或服药吐下后变成阳毒。"故把三病视为一篇。但因三病在临证时,不以六经论治,所以列入杂病。

　　百合病起于伤寒虚劳大病之后,余热未解,百脉未和,或由于平素长期情志抑郁而引起如有神灵之阴虚而热的疾患,所以具有滋阴泄热的百合地黄汤,即为本病之正治方。

　　狐惑属于湿热蕴结之湿毒证,因在证候上表现为狐疑惑乱,故名狐惑。清热解毒,排脓祛瘀的赤小豆当归散方,为该病之代表方剂。

　　阴毒和阳毒,乃毒疫之气,蕴于血脉而成。在病证上虽然出现阳毒之面赤斑斑如锦纹和阴毒之面目青,身痛如被杖两种不同的外候,但因两病同出一源,所以只用升麻鳖甲汤一方加减治疗。

◎助忆歌诀

阴虚而热成百合，湿热蕴结狐惑痰，

毒疫之气蕴血脉，阴毒阳毒病乃张。

方证解析

百合病出汗后伤津阳亢,用百合知母汤补虚清热,由百合、知母组成。

百合病下之后,必伤其阴,阴虚则阳乘之,以滑石代赭汤利水泄热,由滑石、代赭石、百合组成。

百合病吐后阴虚内热,用百合鸡子黄汤滋阴生津,安中止呕,由百合、鸡子黄组成。

百合病"如初"者,即指具备该病的全部证候而言,故以百合地黄汤养血清热,由百合、干地黄组成。

百合病一月不解,邪热留聚在肺,用百合洗方,即百合一味,渍之一宿,温洗全身,是取《素问·五脏生成》所说的"肺之合皮也,其荣毛也"的意思。洗已,食煮饼以除热止渴。

百合病用百合洗方治疗后仍然渴者,以栝蒌牡蛎散生津止渴,引热下行,由栝蒌根、牡蛎组成。

百合病久不解变发热者,邪热盛于内而见于外也,以百合滑石散清热利便,由百合、滑石组成。

狐惑病由于湿毒蚀于下部,而致前阴腐蚀者,以祛风清热杀虫之苦参汤熏洗,即苦参一味,水煎。如蚀于下部而致后阴腐蚀者,以杀虫祛风解毒之雄黄熏治,由雄黄一味,烧熏。如蚀于上部而致咽喉腐蚀者,以甘草泻心汤即甘草、黄芩、黄连、人参、大枣、半夏、干姜清热解毒,化湿扶正。如蚀于内部而致脓疡者，以当归赤小豆散清热解毒，排脓生肌，由当归、赤小豆组成。

面赤斑斑如锦纹的阳毒，用升麻鳖甲汤解毒行血，由升麻、鳖甲、当归、甘草、蜀椒、雄黄组成。面目青身痛如被杖的阴毒，以升麻鳖甲汤去雄黄、蜀椒主之。

◎方剂歌诀

汗后百合知母汤，下后滑赭汤百合，
吐后百合鸡子黄，如初百合地黄汤，
百合洗方食煮饼，一月不解变成渴，
仍渴栝蒌牡蛎散，发热百合地黄汤，
蚀于前阴苦参散，蚀于后阴熏雄黄，
蚀喉甘草泻心汤，芩连参枣半干姜，
阳毒升麻鳖甲汤，归草蜀椒雄黄末，
阴毒雄黄蜀椒去，赤豆当归散脓疡。

疟病脉证并治第四

（证二条　方六首）

【原文】

★师曰：疟脉自弦①，弦数者多热，弦迟者多寒，弦小紧②者下之差③，弦迟者可温之，弦紧④者可发汗针灸也，浮大⑤者可吐之，弦数者风发⑥也，以饮食消息⑦止之。

★病疟以月一日发，当以十五日愈⑧；设不差（瘥），当月尽解⑨；如其不差（瘥），当云何？师曰：此结为癥瘕⑩，名曰疟母⑪，急治之，宜鳖甲煎丸。

鳖甲煎丸方

鳖甲十一分（炙）　乌扇三分（烧）　黄芩三分　柴胡三分　鼠妇三分　干姜三分　大黄三分　芍药五分　桂枝三分　葶苈一分　石韦三分（去毛）　厚朴三分　牡丹五分（去心）　瞿麦二分　紫葳三分　半夏一分　人参一分　䗪虫五分（熬）　阿胶三分（炙）　桃仁二分　蜂窠四分（炙）　赤硝十二分　蜣螂六分（熬）

上二十三味，为末，取锻灶下灰一斗，清酒一斛五斗，浸灰侯酒尽一半，着鳖甲于中，煮令泛烂如胶漆，绞取汁，内诸药，煎为丸，如梧子大，空心服七丸，日三服。

★师曰：阴气孤绝，阳气独发⑫，则热而少气烦冤⑬，手足热而欲呕，名曰瘅疟⑭；若但热不寒者，邪气内藏于心，外舍分肉^⑮之间,令人消铄^⑯脱肉。

【词解】

①疟脉自弦:弦是端直以长,如张弓弦的现象。古人认为疟邪伏藏于半表半里之间,有"疟不离乎少阳"及"弦脉属少阳"之说,所以说"疟脉自弦"。

②弦小紧:是弦脉兼紧而偏于沉的脉象。主病邪在里。

③差:同瘥,病愈的意思。

④弦紧,是弦脉兼紧而偏于浮的脉象,主病邪在表。

⑤浮大:是弦脉转变为浮大,主病邪在上。

⑥风发:谓病极可以发生风的转变。

⑦消息:斟酌的意思。

⑧以月一日发,当以十五日愈:"以月",指以月计算,"一日发",指每日一次,古历以五日为一候,三候为一气,即十五日人体气化与节气相应,天气更移,则人身之气亦更移,更气胜则正胜邪而自愈。

⑨当月尽解:指十五日不愈,当又要更一旺气,即再过十五日,共三十日,疟疾应当全部解除。

⑩癥瘕:腹中的积块,坚定不移的叫"癥"(症),聚散无定的叫"瘕"。

⑪疟母:疟疾经久不愈,胁下结成块,按之坚而痛。

⑫阴气孤绝,阳气独发:阴气指津液,阳气指邪热,"阴气孤绝,阳气独发"是津液亏损,邪热旺盛的意思。

⑬少气烦冤:少气谓气短吃力,是邪热伤气的表现;烦冤是心中热闷烦躁,好像含冤抱屈的样子。

⑭瘅疟:病名,是疟疾的一种。瘅音旦,热也。该疟主证,但热不寒。

⑮分肉:指近骨处的肌肉。

⑯消铄:铄音硕,消铄是损耗的意思。

【原文】

★温疟者,其脉如平①,身无寒,但热,骨节疼烦,时呕②,白虎加桂枝汤主之。

白虎加桂枝汤方

知母六两　甘草三两(炙)　石膏一斤　粳米二合　桂枝三两(去皮)

上剉,每五钱,水一盏半,煎至八分,去滓,温服,汗出愈。

★疟多寒③者,名曰牡疟④,蜀漆散主之。

蜀漆散方

蜀漆(洗去腥)　云母(烧二日夜)　龙骨等分

上三味,杵为散,未发前以浆水服半钱。温疟加蜀漆半分,临发时服一钱匕。(一方云母作云实。)

附《外台秘要》方

牡蛎汤

治牡疟

牡蛎四两(熬)　麻黄四两(去节)　甘草三两　蜀漆三两

上四味,以水八升,先煮蜀漆、麻黄,去上沫,得六升,纳诸药,煮取二升,温服一升,若吐,则勿更服。

柴胡去半夏加栝蒌汤

治疟病发渴者,亦治劳疟。

柴胡八两　人参　黄芩　甘草各三两　栝蒌根四两
生姜二两,大枣十二枚

上七味,以水一斗二升,煮取六升,去滓,再煎取三升。
温服一升,日二服。

柴胡桂姜汤

治疟,寒多微有热,或但寒不热。(服一剂如神)

柴胡半斤　桂枝三两(去皮)　干姜二两　栝蒌根四两
黄芩三两　牡蛎二两(熬)　甘草二两(炙)

上七味,以水一斗二升,煮取六升,去滓,再煎取三升,温
服一升,日三服,初服微烦,复服汗出便愈。

【词解】

①其脉如平:指脉象不弦。

②时呕:时常呕吐。

③多寒:胸中之阳气,被痰饮所阻,不能外达于肌表,因
而发生寒多的疟疾。

④牡疟:病名,是一种寒多热少的疟疾。

本篇概要

《素问·疟论》说:"夏伤于暑,秋必病疟。"又说:"藏于
皮肤之内,肠胃之外。"因其证在半表半里之界,脉亦在阴阳
之间,所以说疟脉自弦。弦为少阳主脉,所以说疟属少阳。

寒热往来为疟疾主证,但亦有偏寒偏热者,如瘅疟但热
不寒,温疟无寒但热,以及牡疟之多寒。疟母乃疟久不解,胁
下结成之癥瘕。

疟疾和少阳病虽有共同的主脉即弦脉,共同的主证即往
来寒热,共同的主方即小柴胡汤,但在治疗上少阳病是禁汗、

禁吐、禁下的,而疟疾则可采用汗、吐、下、针灸等多种治疗
方法。

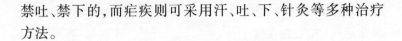

◎助忆歌诀

疟脉自弦属少阳,寒热往来偏寒热,

瘅温牡疟及疟母,针灸汗吐通下良。

方证解析

温疟无寒但热骨节烦疼,以白虎汤清热生津,加桂枝以
逐骨节间之伏寒,故以白虎加桂枝汤主之。(白虎汤方剂组
成见痉湿暍病脉证治第二。)

疟病经久不差(瘥),结为癥瘕,名曰疟母,以理气逐瘀消
结之鳖甲煎丸急治,其组成为鳖甲、乌扇、厚朴、柴胡、黄芩、
半夏、人参、干姜、石苇、赤硝、桂枝、芍药、瞿麦、葶苈、阿胶、
蜣螂、鼠妇、桃仁、丹皮、大黄、䗪虫、紫葳、露蜂房,先以清酒
浸灶灰,着鳖甲煮令泛烂如胶漆,绞取汁,内诸药煎为丸。

牡疟,寒多热少,以蜀漆散助阳逐阴,由蜀漆、云母、龙骨
组成。牡蛎汤通阳散结亦治牡疟,由牡蛎、蜀漆、甘草、麻黄
组成。

疟病发渴者,以柴胡去半夏加栝蒌汤调和表里,生津止
渴,小柴胡汤由柴胡、黄芩、人参、半夏、甘草、大枣、生姜
组成。

疟病寒多微有热,或但寒不热,以柴胡桂姜汤和解表里,
温阳散寒,由柴胡、桂枝、干姜、黄芩、甘草、栝蒌根、牡蛎
组成。

◎方剂歌诀

温疟<u>白虎加桂汤</u>，疟母<u>鳖甲煎丸</u>尝，

<u>鳖甲煎丸</u>乌扇桃，柴芩半夏参干姜，

石苇赤硝桂枝芍，瞿麦葶苈胶蜣螂，

鼠妇桃仁丹大黄，䗪虫紫葳露蜂房

丸作清酒浸灶灰，鳖甲煮令如漆良，

牝疟蜀漆云母龙，<u>牡蛎蜀漆</u>草麻黄，

疟病伤津口发渴，<u>柴胡去半加栝汤</u>，

<u>小柴胡汤</u>黄芩用，人参半夏草枣姜，

<u>柴胡桂姜汤</u>芩草，栝蒌牡蛎微有热。

中风历节病脉证并治第五

（论一首　脉证三条　方十二首）

【原文】

★夫风之为病①，当半身不遂②，或但臂不遂者，此为痹③，脉微而数④，中风使然。

★寸口脉浮而紧，紧则为寒，浮则为虚，寒虚相搏，邪在皮肤⑤；浮者血虚，络脉空虚，贼邪不泻⑥，或左或右；邪气反缓，正气即急⑦，正气引邪，喎僻不遂；邪在于络，肌肤不仁；邪在于经，即重不胜；邪入于府，即不识人；邪入于藏，舌即难言，口吐涎。

侯氏黑散方

治大风⑧四肢烦重，心中恶寒不足者。（《外台》治风癫）

菊花四十分　　白术十分　细辛三分　茯苓三分　牡蛎三分　桔梗八分　防风十分　人参三分　矾石三分　黄芩五分　当归三分　干姜三分　芎䓖三分　桂枝三分　上十四味，杵为散，酒服方寸匕，日一服，初服二十日，温酒调服，禁一切鱼肉大蒜。常宜冷食，六十日止，即药积在腹中不下也，热食即下矣，冷食自能助药力。

【词解】

①风之为病：这里的风病，系指中风病而言。

②半身不遂：偏左或偏右的一侧肢体，不能听从自己的意志活动。

③痹:病名,因风、寒、湿三气杂至,而使肢体部分失掉感觉,重者不能够动的征象。

④脉微而数:由于阳虚,故脉微;风为阳邪,故脉数。此乃正虚邪盛的中风病脉象。

⑤虚寒相搏,邪在皮肤:指正气不足,寒邪外袭在皮肤。

⑥贼邪不泻:贼邪,贼风邪气。不泻,不向外排泄。贼邪不泻,即贼风邪气,停留在内,不向外排泄之意。

⑦邪气反缓,正气即急:指受邪的一侧经络松弛无力,健康的一侧经络呈紧张状态。

⑧大风:即恶风,也作"厉风"解,能直接侵犯脏腑而使人卒然昏倒。

【原文】

★寸口脉迟而缓①,迟则为寒,缓则为虚;荣缓则为亡血,卫缓则为中风;邪气中经,则身痒而瘾疹②;心气不足③,邪气入中,则胸满(懑)而短气。

风引汤④

除热癫痫⑤

大黄　干姜　龙骨各四两　桂枝三两　甘草　牡蛎各二两　寒水石　滑石　赤石脂　白石脂　紫石英　石膏各六两

上十二味,杵粗筛,以韦囊⑥盛之,取三指撮,井花水⑦三升,煮三沸,温服一升,(治大风引,少小惊痫瘛疭,日数十发,医所不疗,除热方,巢氏:"足气宜风引汤")。

防己地黄汤

治病如狂状妄行,独语不休⑧,无寒热,其脉浮。

防己一分　桂枝三分　防风三分　甘草二分

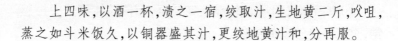

上四味,以酒一杯,渍之一宿,绞取汁,生地黄二斤,咬咀,蒸之如斗米饭久,以铜器盛其汁,更绞地黄汁和,分再服。

头风摩散方

大附子一枚(炮) 盐等分

上二味,为散,沐了⑨,以方寸匕,以摩疾上⑩,令药力行。

【词解】

①脉迟而缓:脉来至数少,叫迟,主寒;脉行慢而无力,叫缓,主虚。

②瘾疹:是隐于皮肤中的红色小点。

③心气不足:指心阳虚而言。

④风引汤:所谓风引,指本汤能治风痫掣引的意思。

⑤癫痫:指虚风内动的中风,及搐搦的惊痫而言。

⑥韦囊:是一种用熟皮制成的药囊。

⑦井花水:即平旦最先汲取的井泉水,取其清洁之意。

⑧独语不休:自言自语,连续不停。

⑨沐了:洗头以后的意思。

⑩以摩疾上:以摩患处部位。

【原文】

★寸口脉沉而弱,沉即主骨,弱即主筋,沉即为肾,弱即为肝;汗出入水中,如水伤心①,历节黄汗出②,故曰历节。

★趺阳脉③浮而滑,滑则谷气实,浮则汗自出。

★少阴脉④浮而弱,弱则血不足,浮则为风,风血相搏,即疼痛如掣。

★盛人⑤脉涩小,短气,自汗出,历节疼,不可屈伸,此皆饮酒汗出当风⑥所致。

★诸肢节疼痛,身体魁羸⑦,足肿如脱⑧,头眩短气,温温欲吐⑨,桂枝芍药知母汤主之。

桂枝芍药知母汤方

桂枝四两　芍药三两　甘草三两　麻黄二两　生姜五两　白术五两　知母四两　防风四两　附子二两(炮)

上九味,以水七升,煮取二升,温服七合,日三服。

【词解】

①如水伤心:汗为心液,汗水相搏,就能损伤心气。

②历节黄汗出:历节,病名,由于疼痛偏历关节,故名历节。黄汗,亦病名,汗出沾衣如黄柏汁,因为黄汗多在疼痛处,故曰"历节黄汗出"。

③趺阳脉:为胃脉,在足背上五寸骨间动脉处,即足阳明胃经的冲阳穴。

④少阴脉:是肾脉,在足内踝后跟骨上动脉陷中,即太阴穴。

⑤盛人:指身体肥胖的人。

⑥当风:即不避风邪,而对风吹之意。

⑦魁羸:有作"尫羸"。概"魁羸"形容关节肿大。"尫羸"形容身体羸瘦。

⑧脚肿如脱:形容脚肿得很厉害,迟钝不灵,有如和身体要脱离的感觉。

⑨温温欲吐:由于胃中湿热上冲故泛泛欲呕。

【原文】

★味酸则伤筋,筋伤则缓①,名曰泄②;咸则伤骨,骨伤则痿③,名曰枯④;枯泄相搏,名曰断泄⑤。荣气不通,卫不独行,荣卫俱微,三焦无所御,四属⑥断绝,身体羸瘦,独足肿大,黄汗出,胫冷,假令发热,便为历节也。

★病历节,不可屈伸,疼痛,乌头汤主之。

乌头汤方

治脚气疼痛,不可屈伸。

麻黄　芍药　黄芪各三两　甘草三两(炙)川乌五枚(㕮咀,以蜜二升,煎取一升,即出乌头)

上五味,㕮咀四味,以水三升,煮取一升,去滓,内蜜煎中,更煎之。服七合,不知,尽服之。

矾石汤

治足气冲心。

矾石二两

上一味,以浆水一斗五升,煎三五沸,浸足,良。

【词解】

①缓:指弛缓不能收摄。

②泄:泄可作散讲,散而不收,故名曰泄。

③痿:痿弱不能直立也。

④枯:犹枯蹙之意,因名曰枯。

⑤断泄:断绝之意也。指肝不能收敛,肾不能生髓,生气日衰,来源逐渐断绝的意思。

⑥四属:有二说,一指皮、肉、脂、髓;一指四肢。

【原文】

附方

《古今录验》续命汤

治中风痱①,身体不能自收,口不能言,冒昧不知痛处,或拘急不得转侧。

石膏　干姜　麻黄　桂枝　当归　人参甘草各二两
芎䓖一两　杏仁四十枚

上九味，以水一升，煮取四升，温服一升，当小汗，薄复脊②，凭几坐，汗出则愈，不汗更服，无所禁，勿当风；并治但伏不得卧，咳逆上气，面目浮肿。

《千金方》三黄汤

治中风手足拘急，百节疼痛，烦热，心乱，恶寒，经日不欲饮食。

麻黄五分　独活四分　细辛二分　黄芪二分　黄芩三分

上五味，以水六升，煮取二升，分温三服，一服小汗，二服大汗，心热加大黄二分，腹满（懑）加枳实一枚，气逆加人参三分，悸加牡蛎三分，渴加栝蒌根三分，先有寒加附子一枚。

《近效方》术附汤

治风虚③，头重弦，苦极，不知食味，暖肌，补中，益精气。

白术二两　附子一枚半（炮，去皮）甘草一两（炙）上三味，剉，每五钱比，姜五片，枣一枚，水盏半，煎七分，去滓，温服。

崔氏八味丸

治足气上入④，少肤不仁⑤。

干地黄八两　山茱萸　薯蓣各四两　泽泻　茯苓　牡丹皮各三两　桂枝　附子（炮）各二两

上八味，末之，炼蜜和丸梧子大，酒下十五丸，日再服。

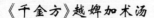

《千金方》越婢加术汤

治肉极^⑥热则身体津脱^⑦，腠理开，汗大泄，历风气^⑧，下焦足弱。

麻黄六两　石膏半斤　生姜三两　甘草二两　白术四两　大枣十五枚

上六味，以水六升，先煮麻黄，去上沫，内诸药，煮取三分，分温三服。恶风加附子一枚(炮)。

【词解】

①痱：风病也，指手足废而不收。

②薄复脊：背部要盖覆薄的衣服。

③风虚：指阳虚于下，风袭于上而言。

④上入：指足部湿气上冲腹部。

⑤不仁：即麻痹之意。

⑥肉极：为六极之一，指肌肉消瘦到极点。

⑦津脱：指汗多伤津而言。

⑧厉风气：指不正常气候所发生的恶风。

本篇概要

中风和历节的病因，都与风邪有关，所以列为一篇。

本篇所论之中风，和《伤寒论》所说风伤于卫的中风不同，从本篇第三节"荣缓则亡血，卫缓则为中风"的论述来看，由于气血不足，虚邪贼风乘虚而入成为中风，即《素问·评热论》所云"邪之所凑，其气必虚"之意。邪之中人，由表及里，由经络到脏腑，正如《素问·皮部论》所指："百病始生也，必先于皮毛，邪中之，则腠理开，开则入客于络脉，留而不去，传于经，留而不去，传于腑，廪于肠胃"。

厉节病,因其疼痛遍历关节而名。有关其病因,综合本篇所述有以下几种:其一为"汗出入水中",其一为"风热相搏",其一为"饮酒汗出当风",其一为"味酸则伤筋","咸则伤肾"。

治疗方面:中风以扶正息风,养血清热为主,如《古今录验》续命汤、风引汤、防己地黄汤等;历节以通阳行痹,除湿散寒为主,如桂枝芍药知母汤、乌头汤等。

◎助忆歌诀

> 虚邪贼风乘虚客,中风入脏由经络,
> 历节遍历关节痛,扶正息风及通阳。

 方证解析

候氏黑散由菊花、桂枝、干姜、当归、川芎、人参、茯苓、白术、细辛、防风、黄芩、牡蛎、桔梗、矾石组成,主治大风。所谓大风,即指气血两虚,卒倒之后,风习直侵肌肉脏腑之证。故用补气养血之药于祛风逐寒剂中,脾脏腑坚实,营卫调和,则风自外而散。

风引汤由龙骨、牡蛎、寒水石、滑石、大黄、赤石脂、白石脂、柴石英、桂枝、石膏、甘草、干姜组成,主治热癫痫。因癫痫为病,多由热极生风,心阳内动所致,本方息风火而除邪热,益心阴以镇心阳,乃寒热并用,攻补兼施之法。

防己地黄汤由防己、地黄、甘草、桂枝、防风组成,主治血虚风动,病如狂状。

虚寒头痛外敷头风摩散,即附子、盐以散经络之寒邪,治上盛之浮热。

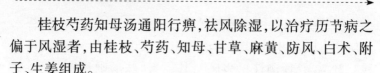

桂枝芍药知母汤通阳行痹,祛风除湿,以治疗历节病之偏于风湿者,由桂枝、芍药、知母、甘草、麻黄、防风、白术、附子、生姜组成。

乌头汤扶正散寒通痹,以治疗历节病之偏于寒湿者,由川乌、麻黄、甘草、黄芪、芍药组成。

矾石性燥味酸涩,可去湿消肿解毒,故以浆水煮沸浸足,治疗脚气冲心。

八味丸通阳祛湿以补肾中之气,故可治脚气上入少阳,由桂枝、附子、山茱萸、山药、茯苓、丹皮、泽泻、地黄组成。

续命汤治风痱,风痱即中风病,因营卫素虚而风入者,该方扶正祛风,由桂枝、甘草、石膏、当归、川芎、干姜、人参、杏仁、麻黄组成。

三黄汤治中风之因寒热内炽而风入者,该方清热散寒息风,由麻黄、黄芪、黄芩、细辛、独活组成,如腹满加枳实以行气开郁;如口渴加栝蒌根以生津除热;如先有寒加附子以温阳;如心热加大黄以泄热;如心悸加牡蛎以防水邪;如气逆加人参以补中益胃。

术附汤治风虚头眩之因脾肾阳虚而风入者,该方温补脾肾,由白术、附子、甘草、大枣、生姜组成。

肉极为六极之一,乃因风湿之邪内郁不解,久而损伤脾气,肌肉为之根端消瘦,以祛湿祛风清热之越婢加术汤治疗,即石膏、生姜、大枣、甘草、麻黄、白术。

◎方剂歌诀

侯氏黑散菊桂姜,归芎参苓术辛防,
黄芩牡蛎矾石桔,大风四肢烦重方,
除热癫痫风引汤,龙牡寒水滑大黄,

赤白石脂柴石英，桂枝石膏草干姜，

防己地黄病如狂，甘草桂枝防风合，

头风摩散附子盐，虚寒头痛外敷良，

桂枝芍药知母草，麻黄防风术附姜，

历节疼痛乌头方，麻黄甘草黄芪芍，

脚气冲心矾石汤，浆水煎沸浸足良，

上肤八味入桂附，萸药苓丹泽地黄，

风痱续命桂草石，归芎姜参杏麻黄，

中风千金三黄汤，麻黄芪苓辛独活，

腹满枳实花粉渴，寒加附子热大黄，

悸加牡蛎气逆参，手足拘急疼烦热，

风虚头眩术附汤，甘草煎加枣生姜，

肉极越婢加术汤，石膏姜枣草麻黄。

血痹虚劳病脉证并治第六

（论一首　脉证九条　方九首）

【原文】

★问曰：血痹①病从何得之？师曰：夫尊荣人②，骨弱，肌肤盛③；重因疲劳汗出④，卧不时动摇，加被微风，遂得之，但以脉自微涩⑤在寸口，关上小紧⑥，宜针引阳气⑦，令脉和紧去则愈。

★血痹，阴阳俱微⑧，寸口关上微，尺中小紧，外证身体不仁⑨如风痹⑩状，黄芪桂枝五物汤主之。

黄芪桂枝五物汤方

黄芪三两　芍药三两　桂枝三两　生姜六两　大枣十二枚

上五味，以水六升，煮取二升，温服七合，日三服。（一方有人参。）

【词解】

①血痹：病名，因体虚受风，风邪侵入血分，以致血滞肌表，不得畅行，而引起顽痹不仁等证候。

②尊荣人：指不从事体力劳动而专事享乐的人。

③骨弱肌盛：内部筋骨脆弱而外表肌肤丰满。这种人贪图享乐，不从事劳动，外强中干，腠理不密，外邪极易侵入。

④重因疲劳汗出：重，有重复的意思；疲劳，是因劳动而疲倦。这里是指尊荣人偶然疲劳，因卫气不固而汗出。

⑤脉自微涩："微"是阳气不足，"涩"是阴气阻涩。"微

涩"是脉象微弱不流利的现象,为血痹之本脉。

⑥寸口关上小紧:因受风寒,所以脉现紧象,但因邪中较浅,所以紧脉只现于寸口和关上。

⑦针引阳气:"阳气"是指卫气,针引阳气是用针刺法以引动其卫外作用,而达到扶正驱邪的治疗目的。

⑧阴阳俱微:指营血和卫气均不足。

⑨不仁:指肌肉麻木不知痛痒。

⑩风痹:病名,乃肌肉、麻痹并有疼痛感觉的一种疾病。

【原文】

★夫男子①平人②,脉大为劳③,极虚亦为劳。

★男子面色薄④者,主渴⑤及亡血,卒喘悸⑥,脉浮⑦者,里虚也。

★男子脉虚沉弦⑧,无寒热⑨,短气里急,小便不利,面色白,时目瞑⑩,兼衄⑪,少腹满,此为劳使之然。

★劳之为病,其脉浮大,手足烦⑫,春夏剧,秋冬瘥,阴寒⑬精自出,酸削⑭不能行。

★男子脉浮弱而涩⑮,为无子,精气清冷⑯(一作泠)。

【词解】

①男子:因本篇所论述之虚劳证,多数指男性患者,所以特别标明"男子"二字。

②平人:看起来好像没有病的人一样,所以称为"平人"。

③劳:病名,由于身体过度疲劳而使体力耗损的一种病

④面色薄:指面色淡薄而无血色。

⑤渴:由阴虚津液不足而引起的口渴。

⑥卒喘悸:指突然呼吸急促,心跳不宁。

⑦脉浮:脉象浮大无力,乃阳气散于外,精血夺于内之脉象。

⑧脉虚沉弦:乃虚大而软,沉而带弦的脉象,为气血俱虚的里虚证。

⑨无寒热:谓不兼有外感证。

⑩目瞑:剧烈的眩晕。

⑪衄:鼻出血

⑫手足烦:"手足"指手足心而言,"烦"指烦热,手足烦即虚劳病的五心烦热。

⑬阴寒:指前阴寒冷。

⑭酸削:两腿痠痛瘦削。

⑮脉浮弱而涩:"浮"为阴虚,"弱"为真阳不足,"涩"为精衰。脉浮弱而涩乃阴阳精气皆不足的现象。

⑯精气清冷:精液稀薄寒冷。

【原文】

★夫失精家①,少腹弦急②,阴头寒③,目眩(一作目眶痛),发落,脉极虚,芤、迟,为清谷④亡血失精;脉得诸芤动微紧,男子失精,女子梦交⑤,桂枝加龙骨牡蛎汤主之。

桂枝加龙骨牡蛎汤方(《小品》,云:"虚弱浮热汗出者,除桂,加白薇、附子各三分,故曰二加龙骨汤")

桂枝 芍药 生姜各三两 甘草三两 大枣一枚 龙骨 牡蛎各三两

上七味,以水七升,煮取三升,分温三服。

天雄散方

天雄三两(炮) 白术八两 桂枝六两 龙骨三两

上四味,杵为散,酒服半钱匕,日三服;不知,稍增之也。

★男子平人,脉虚弱细微⑤者,喜盗汗⑥也。

★人年五六十,其病脉大者,痹侠背行⑦,若肠鸣⑧,马刀,侠瘿者⑨,皆为劳得之。

★脉沉、小、迟⑩,名脱气⑪,其人疾行则喘喝⑫,手足逆寒,腹满,甚则溏泄,食不消化也。

★脉弦而大,弦则为减,大则为芤,减则为寒,芤则为虚,虚寒相搏,此名为革⑬,妇人则半产漏下⑭,男子则亡血失精。

【词解】

①失精家:经常遗精的人。

②弦急:拘急的意思。

③阴头寒:阴茎头冷。

④清谷:下利完谷不化。

⑤梦交:做性交的梦。

⑥脉虚弱细微:"细"脉形细直如发而软。"微"鼓动无力,似有似无。

⑦盗汗:入睡后身上出汗。

⑧痹侠背行:"痹"麻木不仁,"侠"同夹字。痹侠背行即指背脊两旁有麻木的感觉。

⑨肠鸣:腹中鸣响。

⑩马刀,侠瘿:"马刀"是蛤蛎之类,因结核发于腋下,形似马刀。"侠瘿",侠乃挟的意思,结核生于颈旁,称为侠瘿。马刀侠瘿,或称瘰疬。

⑪脉沉小迟:乃阳虚气耗之脉象。

⑫脱气:胸中大气虚少。

⑬喘喝:即气急喘逆。

⑭革:革脉也。所谓革脉,乃具有"弦""大"两种脉象,但弦脉按之不移,而革脉之弦,重按则减,所以说弦则为减。大脉应洪大有力,但革脉之大,大而中空,成为芤象,所以说大

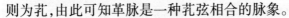

则为芤,由此可知革脉是一种芤弦相合的脉象。

⑮半产漏下:"半产"即小产。"漏下"即下血淋漓不断。

【原文】

★虚劳里急①,悸②衄,腹中痛,梦失精,四肢酸疼,手足烦热,咽干口燥,小建中汤主之。

小建中汤方

桂枝三两(去皮)　甘草三两(炙)　大枣十二枚　芍药六两　生姜三两　胶饴一升

上六味,以水七升,煮取三升,去滓,内胶饴,更上微火消解,温服一升,日服三次。(呕家不可用小建中汤以甜故也)

★虚劳里急,诸不足,黄芪建中汤主之。

黄芪建中汤

于小建中汤内加黄芪一两半,余依上法。气短胸满(懑)者,加生姜;腹满(懑)者,去枣,加茯苓一两半;及疗肺虚损不足,补气加半夏三两。

★虚劳腰痛,少腹拘急,小便不利者,八味肾气丸③主之。
★虚劳诸不足,风气百疾④,薯蓣丸主。

薯蓣丸方

薯蓣三十分　当归　桂枝　麴(曲)地黄　豆黄卷各十分甘草　人参七分　芎劳　芍药　白术　麦门冬　杏仁各六分　柴胡　桔梗　茯苓各五分　阿胶七分　干姜三分　白敛二分　防风六分　大枣百枚(为膏)

上廿一味,末之,炼蜜和丸如弹子大,空腹酒服一丸,一百丸为剂。

【词解】

①里急:腹中拘急不舒。

②悸:心悸也,阴虚劳损之人,无所惊动,而心动不安。

③八味肾气丸:方见"妇人杂病脉证并治第二十二"。

④风气百疾:指外感风邪以后,能引起多种多样的疾病。

【原文】

★虚劳虚烦①不得眠,酸枣仁汤主之。

酸枣仁汤方

酸枣仁二升　甘草一两　知母二两　茯苓二两　芎劳二两(深师:有生姜二两)

上五味,以水八升,煮酸枣仁得六升,内诸药,煮取三升,分温三服。

★五劳②极虚,羸瘦,腹满不能饮食,食伤,忧伤,饮伤,房室伤,劳伤,饥伤,经络荣卫气伤,内有干血,肌肤甲错③,两目黯黑,缓中补虚④,大黄蟅虫丸主之。

大黄蟅虫丸方

大黄十分(蒸)　黄芩二两　甘草三两　桃仁一升　杏仁一升　芍药四两　干地黄十两　干漆一两　虻虫一升　水蛭百枚　蛴螬一升　蟅虫半升

上十二味,末之,炼蜜和丸小豆大,酒饮服五丸,日三服。

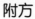

附方

《千金翼⑤》炙甘草汤(一名复脉汤)

治虚劳不足,汗出而闷,脉结悸,行动如常,不出百日,危急者十一日死。

甘草四两(炙)桂枝 生姜各三两 麦门冬半升 麻仁半升 人参 阿胶各二两 大枣三十枚 生地黄一斤

上九味,以酒七升,水八升,先煮八味,取三升,去滓,内胶消尽,温服一升,日三服。

《肘后》⑥獭肝散

治冷劳⑦,又主鬼疰⑧一门相染。

獭肝一具

炙干末之,水服方寸匕,日三服。

【词解】

①虚烦:因为虚热而引起的烦躁不安。

②五劳:心劳、肝劳、脾劳、肺劳、肾劳谓之五劳。

③肌肤甲错:形容皮肤干燥有如鳞甲样的纹缕。

④缓中补虚:除去干血,使内部宽缓,叫缓中;去瘀生新,使体虚得到恢复,叫补虚。

⑤《千金翼》:书名,唐·孙思邈著。

⑥《肘后》:书名,《肘后备急方》的简称,晋·葛洪著。

⑦冷劳:属于寒性的虚劳证。

⑧鬼疰:古时"疰"通"注"。一谓人死后又注易旁人也。鬼疰的意义是辗转相传,可至一门绝灭。

本篇概要

　　血痹与虚劳,皆因虚而病,故合为一篇论述。

　　本篇所论之血痹,与风、寒、湿三气杂至所引起的痹证不同,本证系阳虚不能卫外,风邪侵入血分,致使营血凝滞于肌肤而引起,与《素问·五脏生成》"卧出而风吹之,血凝于肌者为痹"的说法是完全一致的,故治疗时宜调和营卫,温阳行痹,如黄芪桂枝五物汤。

　　虚劳病系因劳而虚,因虚而病,所以范围比较广泛,临证时应细细明辨是阴虚,是阳虚,还是阴阳两虚。如阴虚内热而"虚烦不得眠"者,以酸枣仁汤养阴清热。如下阳虚甚,以天雄散温补肾阳。如阴阳两虚而"里急,腹中痛,手足烦热"者,以小建中汤平调阴阳。

◎助忆歌诀

　　血痹为病阳虚弱,风邪凝血乃为殃。
　　虚劳临证细细辨,阴虚阳虚虚阴阳。

方证解析

　　血痹病以温阳行痹之黄芪桂枝五物汤治疗,由黄芪、桂枝、芍药、生姜、大枣组成。

　　失精梦交脉极虚,乃阴阳俱虚之脉证,以调和阴阳,潜镇摄纳之桂枝龙骨牡蛎汤治疗,即桂枝汤加龙骨牡蛎。

　　天雄散由涩精固肾,温补中阳之天雄、桂枝、白术、龙骨组成。

　　小建中汤是治疗虚劳病中阴阳俱虚的典型方剂,它的治疗原则,即《灵枢经·终始》所说的:"阴阳俱不足,补阳则阴竭,泻阴则阳脱,如是者可将以甘药,不可饮以至剂。"小建中汤之"中"字即指脾胃而言,该方就是用甘药建立脾胃之气,借脾胃四运之力,从阳引阴,从阴引阳,使营卫流畅,阴阳调和;小建中汤由桂枝、甘草、大枣、生姜、胶饴、芍药组成。

小建中汤加黄芪名黄芪建中汤,所主症状较小建中汤证为重,故加入黄芪以补虚塞空,实腠通络;腹满者,加健脾利湿之茯苓,去大枣之滋腻;补气加降逆顺气之半夏;气短胸满者加泄逆利水之生姜。

薯蓣丸主虚劳诸不足,风气百疾。故该丸以调理脾胃补益正气为主,正气健运,虚损恢复,则风气自去。薯蓣丸由薯蓣、人参、茯苓、白术、甘草、大枣、白敛、防风、当归、川芎、地黄、芍药、豆黄卷、麹(曲)、柴胡、桔梗、麦冬、阿胶、杏仁、桂枝、干姜组成。

酸枣仁汤治疗阴虚内热,虚烦不眠,由养阴清热,理血安神之酸枣仁、知母、川芎、甘草、茯苓组成。

由于五劳、正气内伤、血脉凝结,致有干血积于中,瘀血不去,则新血不生,故大黄䗪虫丸以活血去瘀之方,而达缓中补虚之法,由大黄、䗪虫、水蛭、虻虫、蛴螬、生地黄、甘草、芍药、桃仁、杏仁、黄芩组成。

炙甘草汤治疗气血俱虚之脉结代者,由通卫补阴之炙甘草、生地黄、人参、大枣、阿胶、桂枝、麦冬、麻仁、生姜组成。獭肝性温,宜治冷劳,又主鬼疰一门相染。由獭肝组成。

◎**方剂歌诀**

黄芪桂枝五物汤,芍药姜枣血痹方,

失精梦交脉极虚,桂枝龙骨牡蛎汤,

天雄桂术龙骨合,涩精固肾补中阳,
小建中汤虚劳尝,桂草枣姜胶饴芍,
黄芪建中黄芪入,腹满加苓去枣良,
补气降逆半下调,气短胸闷纳生姜,
虚劳不足薯蓣方,参苓术草枣敛防,
归芎地芍黄卷曲,柴桔麦胶杏桂姜,
酸枣仁汤知芎草,茯苓共煎入眠良,
大黄䗪虫水蛭虻,蛴螬干漆生地黄,
甘草芍药桃杏苓,五劳干血是主方,
炙甘草汤地麦冬,阿胶参枣桂麻姜,
冷劳肘后獭肝散,又主鬼疰染病殃。

肺痿肺痈咳嗽上气病脉证治第七

（论三首　脉证四条　方十五首）

【原文】

★问曰：热在上焦者，因欬为肺痿①，肺痿之病，从何得之？师曰：或从汗出；或从呕吐；或从消渴②，小便利数；或从便难，又被快药下利③，重亡津液，故得之。曰：寸口脉数，其人欬，口中反有浊唾④涎沫⑤者何？师曰：为肺痿之病。若口中辟辟⑥燥，咳即胸中隐隐痛，脉反滑数，此为肺痈⑦，欬唾脓血。脉数虚者为肺痿，数实者为肺痈。

★问曰：病欬逆，脉之⑧，何以知此为肺痈？当有脓血，吐之则死，其脉何类？师曰：寸口脉微而数，微则为风，数则为热；微则汗出，数则恶寒。风中于卫，呼气不入⑨；热过于荣，吸而不出⑩。风伤皮毛，热伤血脉。风舍于肺，其人则欬，口干，喘满，咽燥不渴，时唾浊沫，时时振寒。热之所过，血为之凝滞蓄结痈脓，吐如米粥。始萌可救，脓成则死。

★上气，面浮肿，肩息⑪，其脉浮大⑫，不治；又加下利尤甚。

★上气喘而躁者属肺胀⑬，欲作风水⑭，发汗则愈。

【词解】

①肺痿：病名，是指肺脏干枯萎弱咳吐涎沫的疾病。

②消渴：病名，渴饮无度的意思，后世论消渴分为三消，即上消、中消、下消。

③快药下利：是指用峻下药，而使的下利太过。

④浊唾:指稠痰。

⑤涎沫:指稀痰。

⑥辟辟:干燥的意思。

⑦肺痈:病名,是指肺脏热聚,壅塞不通,咳吐脓血的疾病。

⑧脉之:就是诊脉的意思。

⑨风中于卫,呼气不入:"卫"属于气分,为在表;风中于卫,即邪中较浅的意思。呼气不入,即病邪浅,尚能随呼气排出,而不入于内的意思。

⑩热过于荣,吸而不出:"荣"属于血分,为在里;热过于荣,即邪中较深的意思。吸而不出,即病邪深,则随着吸气而深入内部的意思。

⑪肩息:形容呼吸非常困难,以至气喘抬肩。

⑫脉浮大:脉象轻按浮大,重按空而无力,此乃肾不摄纳,元气离根之象。

⑬肺胀:病名,主要症状是胸部虚满而喘咳。

⑭风水:病名,主要症状是脉自浮,骨节疼痛时咳。

【原文】

★肺痿吐涎沫而不欬者,其人不渴,必遗尿,小便数。所以然者,以上虚不能制下①故也。此为肺中冷,必眩②,多涎唾,甘草干姜汤以温之;若服汤已渴者,属消渴。

甘草干姜汤方

甘草四两(炙)　干姜二两(炮)

上二味,㕮咀,以水三升,煮取一升五合,去滓,分温再服。

★咳而上气,喉中水鸡声③,射干麻黄汤主之。

射干麻黄汤方

射干三两　麻黄　生姜各四两　细辛　紫菀　款冬花各二两　大枣七枚　半夏半升　五味子半升

上九味,以水一斗二升,先煮麻黄两沸,去上沫,内诸药,煮取三升,分温三服。

★咳逆上气,时时吐浊④,但坐不得眠,皂荚丸主之。

皂荚丸方

皂荚八两(刮去皮,酥炙)

上一味,末之,蜜丸如梧子大,以枣膏和汤服三丸,日三,夜一服。

【词解】

①上虚不能制下:上焦阳气虚,不能固摄下焦的阴气,所以小便自遗。

②眩:为水饮症状之一。

③水鸡声:水鸡是青蛙一类的动物,其鸣声,好像水鸡的叫声。

④时时吐浊:时时即频频不断的意思,吐浊即吐出黏稠的浊痰。时时吐浊即谓频频不断地吐出黏稠的浊痰。

【原文】

★咳而脉浮者,厚朴麻黄汤主之。

厚朴麻黄汤方

厚朴五两　麻黄四两　石膏如鸡子大　杏仁半升　半夏半升　干姜二两　细辛二两　小麦一升　五味子半升

上九味,以水一斗二升,先煮小麦熟,去滓,内诸药,煮取三升,温服一升,日三服。

★咳而脉沉者,泽漆汤主之。

泽漆汤方

半夏半斤 紫参五两(一作紫菀) 生姜五两 泽漆三斤(以东流水五斗者取一斗五升) 白前五两 甘草 黄芩 人参 桂枝各三两

上九味,㕮咀,内泽漆汁中,煮取五升,温服五合,至夜尽。

★大逆①上气,咽喉不利,止逆下气,麦门冬汤主之。

麦门冬汤方

麦门冬七升 半夏一升 人参二两 甘草二两 粳米三合 大枣十二枚

上六味,以水一斗二升,煮取六升,温服一斗,日三夜一服。

【词解】

①大逆:历代著者认为是火逆之误,系由虚火上炎而引起。

【原文】

★肺痈,喘不得卧,葶苈大枣泻肺汤主之。

葶苈大枣泻肺汤方

葶苈(熬令色黄捣丸如弹子大) 大枣十二枚

上先以水三升煮枣,取二升,去枣,内葶苈,煮取一升,顿服。

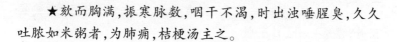

★欬而胸满,振寒脉数,咽干不渴,时出浊唾腥臭,久久吐脓如米粥者,为肺痈,桔梗汤主之。

桔梗汤方

桔梗一两　甘草二两(生)

上二味,以水三升,煮取一升,去滓,分温再服,则吐脓血也。

★咳而上气,此为肺胀,其人喘,目如脱状①,脉浮大者,越婢加半夏汤主之。

越婢加半夏汤方

麻黄六两　石膏半斤　生姜三两　甘草二两　大枣十二枚(一本作十五枚疑误)　半夏半升

上六味,以水六升,先煮麻黄去上沫,内诸药,煮取三升,去滓,分温三服。

★肺胀欬而上气,烦躁而喘,脉浮者,心下有水②,小青龙加石膏汤主之。

小青龙加石膏汤方

麻黄三两　桂枝三两　芍药三两　细辛三两　干姜三两　甘草三两　五味子半升　半夏半升　石膏二两

上九味,以水一斗,先煮麻黄,去上沫,内诸药,煮取三升,去滓,强人服一升,羸者减之,日三服,小儿服四合。

【词解】

①目如脱状:眼睛向外胀突,有如脱出之状。

②心下有水:心下指胃部,即胃中有水饮。

【原文】

附方

《外台》炙甘草汤

治肺痿,涎唾多,心中温温液液^①者。(方见"血痹虚劳病证并治第六"中附方。)

《千金方》甘草汤

甘草
上一味,以水三升,煮减半,分温三服。

《千金方》生姜甘草汤

治肺痿,咳唾痰涎不止,咽燥而渴。
生姜五两　人参三两　甘草四两　大枣十五枚
上四味,以水七升,煮取三升,分温三服。

《千金方》桂枝去芍药加皂荚汤

治肺痿,吐涎沫。
桂枝　生姜各三两　甘草二两　大枣十枚　皂荚一枚
上五味,以水七升,微微火煮取三升,分温三服。

《外台》桔梗白散

治咳而胸满(懑),振寒脉数,咽干不渴,时出浊唾腥臭,久久吐脓如米粥者,为肺痈。
桔梗　贝母各三分　巴豆一分(去皮,熬研如脂)

上三味,为散,强人饮服半钱匕,羸者减之。病在膈上者,吐脓;在膈下者,泻出;若下多不止,饮冷水一杯则定。

《千金方》苇茎汤

治咳有微热,烦满(懑),胸中甲错③,是为肺痈。

苇茎二升　薏苡仁半升　桃仁五十枚　瓜瓣半升④

上四味,以水一斗,先煮苇茎得五升,去滓,内诸药,煮取二升,服一升,再服,当吐如脓。

★肺痈,胸满(懑)胀,一身面目浮肿,鼻塞清涕出,不闻香臭酸辛,咳逆上气,喘鸣迫塞,葶苈大枣泻肺汤主之。(方见前文,三日一剂,可至三四剂,此先服小青龙一剂乃进,小青龙汤方见前文"小青龙加石膏汤方"。)

【词解】

①温温液液:泛泛欲呕的意思。

②胸中甲错:胸中隐隐刺痛。

③瓜瓣:冬瓜仁。

 本篇概要

肺痿的成因,多由发汗吐下太过"重亡津液",致使阴虚而生内热,"热在上焦"咳久不愈而成,多属于虚热证。肺痈的成因,初期由于"风中于卫",风伤皮毛病邪较轻;继则"热于过营",热伤血脉病邪较重,多属于实热证。咳嗽上气是以上气为主,《灵枢经·经脉》云:"手太阴之脉,是动则肺胀满,膨胀而喘咳"。由是可知所说的上气,即为胀满喘咳的证候,也就是本篇第十三条所指的肺胀。

关于治疗原则:肺痿因系虚热,故以滋阴生津润燥为主,如炙甘草汤、千金甘草汤等。肺痈因系实热,故初期宜急泻实邪,如葶苈大枣泻肺汤;脓成后宜排脓解毒,如桔梗汤、桔梗白散、苇茎汤等。咳嗽上气,病因甚为复杂,但大部分属于内有痰饮外感寒邪。

其治疗方法可概括以下几种:首先为解表,如射干麻黄汤、厚朴麻黄汤等;其次为涤痰,如泽漆汤、皂荚丸等;再则为逐水,如小青龙加石膏汤;最后为润燥,如麦门冬汤。

◎ 助忆歌诀

肺痿病症属虚热,热过于营肺痈伤,

咳嗽上气病因杂,内饮外寒乃其纲。

 方证解析

肺冷一证,属于肺痿症的范畴,究其源,未尝不由于胃阳虚乏而引起,故服甘草干姜汤以复其阳,由甘草、干姜组成。

皂荚辛咸,能开诸窍而去风痰,为祛痰之猛药,故皂荚丸所主之咳逆证,属于浊痰上壅的肺胀,由皂荚一味以蜜为丸。

咳喘时痰间有水鸡声,乃因痰碍其气,气触其痰,气机不利而作鸣,故以祛寒解表,温肺止咳之射干麻黄汤治疗,由射干、麻黄、紫菀、冬花、大枣、生姜、细辛、半夏、五味子组成。

厚朴麻黄汤解表降逆,主治饮邪偏于表之肺胀,由厚朴、麻黄、小麦、杏仁、石膏、干姜、细辛、半夏、五味子组成。

泽漆汤通阳逐饮,和胃降逆,主治饮邪偏于里之肺胀,由泽漆、白前、甘草、紫参、黄芩、半夏、人参、桂枝、生姜组成。

麦门冬汤症之气喘,系因胃中津液枯燥,虚火上炎而引起,故以滋养肺胃,降逆止喘之麦冬、人参、半夏、甘草、大枣、粳米组成。

肺痈初起,风热壅肺,气机受阻,喘不得卧,病属实证,以葶苈大枣泻肺汤急泻肺中邪实,由葶苈、大枣组成。

肺痈成脓后,宜服排脓解毒之桔梗汤,由桔梗、甘草组成。外有热邪,内有水饮,痰热郁结肺中,热重于饮,而成肺胀,以越婢汤开肺清热,(方剂组成见"中风历节病脉证并治第五")加半夏清饮降逆。

外有热邪,内有水饮,痰热郁结肺中,饮重于热,而成肺胀,以小青龙汤逐饮解表,加石膏清热去烦,由桂枝、芍药、干姜、甘草、细辛、五味子、半夏、麻黄组成。

肺痿非为实火,乃津枯热燥,故以炙甘草汤滋阴生津润燥,盖虚回而津自生,津生而热自退(方剂组成见"血痹虚劳病脉证并治第六")。

肺痿之热由于虚,虚则不可直攻,故以甘寒之甘草为剂,频频饮之,热即白化矣,此即《千金方》甘草汤立方之义,由甘草组成。

《千金方》生姜甘草汤证,乃因胃中津液上竭,肺金燥热已极,故以生姜、甘草、人参、大枣生津快膈。

"桂枝去芍加皂方"即桂枝汤去芍药加皂荚汤,去酸收之芍药,加利涩通窍之皂荚,治肺痿之痰涎壅闭者。桔梗白散疗肺痈之脓已成者,以桔梗开提肺气,贝母清热化痰,巴豆排脓逐痰。肺痈已成微热烦满(懑)者,以破瘀润肺排脓之苇茎汤治疗,由苇茎、苡仁、桃仁、瓜瓣组成。

◎方剂歌诀

肺冷甘草干姜汤,咳逆皂荚蜜丸方,
咳喘射干麻黄主,紫菀冬花加枣姜,
细辛半夏北五味,水鸡鸣声服之良,
咳而脉浮邪偏表,肺胀厚朴麻黄汤,
先煮小麦纳杏石,干姜辛半味共尝,
泽漆伏饮白前草,紫参芩半参桂姜,
麦门冬汤逆气喘,参半草枣粳米方,
葶苈大枣泻肺汤,肺痈初起实证当,
桔梗汤中甘草入,脓成煎服自然康。
越婢汤加半夏方,肺胀郁结有痰热,
咳逆上气燥且烦,小青龙加石膏汤,
小青桂芍干姜草,细辛五味半麻黄,
炙甘草汤理肺痿,虚热千金甘草方,
生姜甘草汤参枣,肺痿咳唾燥而渴,
桂枝去芍加皂方,肺痿痰喘吐涎沫,
桔梗白散疗肺痈,脓成贝母巴豆霜,
吐脓热烦苇茎汤,薏仁桃仁瓜瓣合。

奔豚气病脉证治第八

（论二首 方三首）

【原文】

★师曰：病有奔豚①，有吐脓，有惊怖，有火邪，此四部病，皆从惊发得之②。

★师曰：奔豚病从少腹起，上冲咽喉，发作欲死，复还止③，皆从惊恐得之。

★奔豚，气上冲胸，腹痛，往来寒热，奔豚汤主之。

奔豚汤方

甘草 芎䓖 当归各二两 半夏四两 黄芩二两 生姜五两 芍药二两 生姜四两 甘李根白皮一升

上九味，以水二升，煮取五升，温服一升，日三夜一服。

【词解】

①奔豚：病名，一作贲豚。贲者奔也；豚同豘，小猪也。奔豚是形容病发时如小猪之奔冲故名。

②惊发得之：《巢氏病源》云："奔豚起于惊恐忧思所生。"所谓惊发得之，不单是指惊吓和恐惧而言，而是包括怒、悲、恐、惊、忧、思等情志变动在内。

③复还止：指奔豚证冲气渐降，逐渐回复以后，又和无病的人一样。

【原文】

★发汗后，烧针①令其汗，针处被寒②，核起而赤者，必发奔豚,气从少腹上至心,灸其核上各一壮③,与桂枝加桂汤主之。

桂枝加桂汤方

桂枝五两　芍药三两　甘草二两(炙)　生姜三两　大枣十二枚

上五味,以水七升,微火煮取三升,去渣,温服一升。

★发汗后脐下悸④者,欲作奔豚,茯苓桂枝甘草大枣汤主之。

茯苓桂枝甘草大枣汤方

茯苓半斤　甘草二两(炙)　大枣十五枚　桂枝四两

上四味,以甘澜水一斗,先煮茯苓,减二升,内诸药,煮取三升,取渣,温服一升,日三服。(甘澜水法:取水二斗,置大盆内,以杓扬之,水上有珠子五六十颗相逐,取用之。)

【词解】

①烧针:针灸的方法之一,也叫温针,先将针刺入患者的穴位,再用艾绒裹在针柄上,以火点燃使热,以达到治疗疾病的目的。

②针处被寒:烧针的时候,烧针的穴位,因不慎受到了寒邪的侵袭。

③一壮:针灸术语,每烧一个艾柱,就叫做一壮。

④脐下悸:肚脐以下有跳动的感觉。

❤ 本篇概要

奔豚病早在《内经》《难经》中已有论述,如《灵枢经·邪气脏腑病形》说:"胃脉微急,沉厥奔豚"。《难经·五十六难》亦说:"肾之积,名曰奔豚,发于少腹,上至心下,若豚状,或上或下无时,久不已,令人喘逆,骨痿少气。"肾为阴脏而居下,故少腹病变,都责之于肾,肾主水,水为阴邪,寒水之气上逆凌心,即发奔豚。

本篇第一条说:"病有奔豚……从惊发得之。"肝为将军之官而主气,惊发即为气病,肝气郁结,其气上逆因而导致奔豚。所以说奔豚气病发于肝肾,其病因一为阴寒内结,一为外受惊恐。

奔豚病之主证为"气从少腹冲咽喉"。

奔豚病之治疗大法是舒肝气,祛阴寒,平冲逆。

◎助忆歌诀

奔豚气病发肝肾,阴寒内结外惊恐,
气从少腹冲咽喉,舒肝祛寒平逆冲。

 方证解析

由于肝气上逆所致之奔豚气病,以疏肝清热降逆之奔豚汤治疗,由黄芩、半夏、当归、白芍、川芎、李根皮、甘草、生姜、葛根组成。

发汗后感受寒邪,阳虚阴乘而发奔豚者,以固卫散寒平冲之桂枝加桂汤治疗,即桂枝汤中加重桂枝一味之分量,(方剂组成见"痉湿暍病脉证治第二")。

发汗后心阳不足,下焦水气偏盛,脐下悸,欲作奔豚者,以补土祛寒降逆之苓桂草枣汤治疗,由茯苓、桂枝、甘草、大枣组成。

◎方剂歌诀

奔豚芩半归芍芎,李根皮草姜葛根,
桂枝加桂理寒证,欲发苓桂草枣灵。

胸痹心痛短气病脉证治第九

（论一首　证一条　方十首）

【原文】

★师曰：夫脉当取太过不及，阳微阴弦①，即胸痹而痛；所以然者，责其极虚②也。今阳虚知在上焦，所以胸痹心痛者，以其阴弦故也。

★平人③无寒热④，短气不足以息⑤者，实也。

★胸痹之病，喘息咳唾，胸背痛，短气，寸口脉沉而迟，关上小紧数，栝蒌薤白白酒汤主之。

栝蒌薤白白酒汤方

栝蒌实一枚（捣）　薤白半斤　白酒七升

上三味，同煮，取二升，分温再服。

★胸痹不得卧，心痛彻背⑥者，栝蒌薤白半夏汤主之。

栝蒌薤白半夏汤方

栝蒌实一枚（捣）　薤白三两　半夏半升　白酒一斗

上四味，同煮，取四升，温服一升，日三服。

【词解】

①太过不及，阳微阴弦：太过，过于正常的脉象；不及，不足于正常的脉象。阳微，阳指寸部脉，寸脉微是上焦阳虚，是谓"不及"；阴弦，阴指尺部脉，尺脉弦是下焦阴盛，则为"太

过"。太过与不及,有时可以同时出现。

②极虚:指上焦的阳气虚弱也。

③平人:指阴阳平衡之人,即健康无病的人。

④无寒热:指没有外感的意思。

⑤不足以息:一呼一吸的时间较正常为短。

⑥心痛彻背:心痛牵引到背部亦感到疼痛。

【原文】

★胸痹,心中痞气,留气结在胸①,胸满(懑),胁下逆抢②心,枳实薤白桂枝汤主之,人参汤亦主之。

枳实薤白桂枝汤方

枳实四枚　厚朴四两　薤白半斤　桂枝一两　栝蒌实一枚(捣)

上五味,以水五升,先煮枳实、厚朴,取三升,去滓,内诸药,煮数沸,分温三服。

人参汤方

人参三两　甘草三两　干姜三两　白术三两

上四味,以水八升,煮取二升,去滓,温服一升,日三服。

★胸痹,胸中气塞,短气,茯苓杏仁甘草汤主之。橘枳姜汤亦主之。

茯苓杏仁甘草汤方

茯苓三两　杏仁五十个　甘草一两

上三味,以水一斗,煮取五升,温服一升,日三服;不差(瘥),再服。

橘皮枳实生姜汤方

橘皮一斤　枳实三两　生姜半斤

上三味,以水五升,煮取二升,分温再服。

★胸痹,缓急③者,薏苡附子散主之。

薏苡附子散方

薏苡仁十五两　大附子十枚(炮)

上二味,杵为散,服方寸匕,日三服。

【词解】

①留气结在胸:胸痹的病位正在胸胁部。

②抢:同枪,相逆的方向叫做枪。

③缓急:指胸痹病的发作,时而缓减,时而急迫。

【原文】

★心中痞,诸逆①心悬痛②,桂枝生姜枳实汤主之。

桂枝生姜枳实汤方

桂枝　生姜各三两　枳实五枚

上三味,以水六升,煮取三升,分温三服。

★心痛彻背,背痛彻心,乌头赤石脂丸主之。

乌头赤石脂丸方

乌头一分(炮)　赤石脂一两(一法二分)　干姜一两(一法一分)　附子半两(炮)(一法一分)　蜀椒一两(一法一分)

上五味,末之,蜜丸如梧子大,先食,服一丸,日三丸;不知,稍加服。

附方

九痛丸

治九种心痛③

附子三两(炮)　人参　干姜　吴茱萸各一两　生狼牙一两(炙香)　巴豆一两(去皮心,熬研如脂)

上六味,末之,炼蜜丸如梧子大,酒下,强人初服三丸,日三服,弱者二丸。兼治卒中恶,腹胀痛,口不能言;又治连年积冷流注心胸痛,并冷冲上气,落马坠车,血疾等皆主之。忌口如常法。

【词解】

①诸逆:包括痰饮客邪而言。

②心悬痛:心窝部牵急而痛。

③九种心痛:包括心窝,胸部和胃部的疼痛。按《千金方·第十三卷心痛门》:"治九种心痛:一,虫心痛;二,注心痛;三,风心痛;四,悸心痛;五,食心痛,六,饮心痛;七,冷心痛;八,热心痛;九,去来心痛。"

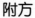 **本篇概要**

胸痹,心痛,短气的病名,最早见于《内经》。如《灵枢经·本藏》说:"肺大则多饮,善病胸痹。"《灵枢经·五邪》说:"邪在心则病心痛。"《素问·风论》说:"肺风之状,时咳短气。"本篇在此基础上,比较全面地论述了胸痹、心痛及短气的病脉证治。

关于胸痹心痛的发病原因,主要是阳虚阴盛。也就是说:上焦阳虚,下焦阴盛。故外邪客于胸,即胸痹短气,乘于胃即心痛。

胸痹心痛的治疗原则:一般以逐饮和胃,散寒通阳为主。

胸痹的主要症状是:胸部痞满喘咳,胸背痛,短气。

治疗用栝蒌薤白白酒汤、栝蒌薤白半夏汤、枳实薤白桂枝汤以逐饮通阳散结。属于虚寒者,用人参汤;属于寒湿者,用薏苡附子散;属于阴寒内盛者,用乌头赤石脂丸以通阳祛寒和胃。

◎助忆歌诀

胸痹心痛短气章,阳虚阴盛邪乃客,

治则逐饮兼和胃,疏散寒邪及通阳。

方证解析

胸痹由于痰涎壅塞,气机不畅而喘息咳唾者,以散寒通阳理气之栝蒌薤白白酒汤治疗,由栝蒌、薤白、白酒组成。

胸痹较重,心痛彻背不得卧者,于前方中加半夏以涤痰逐饮,即栝蒌薤白半夏汤。

胸痹由于胸中阳气不振,胁下阴寒之气乘虚上逆抢心者,以通阳行痹降逆之枳实薤白桂枝汤治疗,由枳实、薤白、桂枝、栝蒌、厚朴组成。

胸痹不仅胸中阳微而且正气虚寒者,以温阳散寒逐饮之人参汤治疗,由人参、白术、甘草、干姜组成。

胸痹胸中气塞者,茯苓杏仁甘草汤主之,由茯苓、杏仁、甘草组成。

胸中短气者,橘枳姜汤主之,由橘皮、枳实、生姜组成。

胸痹属于寒湿,发作时缓时急者,以薏苡附子散温阳利气,由薏苡仁、附子组成。

心中痞,诸逆心悬痛者,以桂枝生姜枳实汤通阳降逆泄痞,由桂枝、生姜、枳实组成。

心痛彻背,背痛彻胸,乃因阴寒邪甚,阳气微弱,用大辛大温及固涩阳气之乌头赤石脂丸以兴阳散寒,峻逐阴邪,由乌头、赤石脂、蜀椒、附子、干姜组成。

九痛丸治九种心痛,所谓九种心痛,不外痰饮、积聚、结血、虫注、寒冷等所引起。本方组成多为大辛大热之品,投治阴寒之证,确有一定疗效。由吴茱萸、人参、狼牙、巴豆、附子、干姜组成。

◎方剂歌诀

栝蒌薤白白酒汤,胸痹喘息咳唾尝,
心痛彻背不得卧,栝蒌薤白半夏汤,
枳实薤白桂枝方,逆气抢心栝蒌朴,
虚寒胸痹人参汤,白术甘草共干姜,
胸痹气塞且短气,茯苓杏仁甘草汤,
橘枳姜汤亦主治,利水利气宜分详,
薏苡附子散寒湿,胸痹缓急服无恙,
心痞诸逆心悬痛,桂枝生姜枳实方,
乌头赤石脂蜀椒,附子干姜心痛良,
九种心痛九痛丸,吴参狼牙巴附姜。

腹满寒疝宿食病脉证治第十

（论一首　脉证十六条　方十三首）

【原文】

★跌阳脉微弦①，法当腹满，不满者必便难，两胠②疼痛，此虚寒从上下也，当以温药服之。

★病者腹满，按之不痛者为虚，痛者为实，可下之。舌黄未下者，下之黄自去。

★腹满时减，复如故，此为寒，当与温药。

★病者痿黄③，躁而不渴，胸中寒实④而利不止者，死。

★寸口脉弦者，即胁下拘急⑤而痛，其人啬啬⑥恶寒也。

★夫中寒家⑦，喜欠⑧，其人清涕出；发热色和者，善嚏。

★中寒⑨，其人下利，以里虚也。欲嚏不能，此人肚中寒（一云痛）。

★夫瘦人⑩，绕脐痛，必有风冷，谷气不行⑪，而反下之，其气必冲；不冲者，心下则痞。

【词解】

①跌阳脉微弦：乃肝木侮脾土的现象。

②胠：音区，即腋下的部位。

③痿黄：痿通萎，即肤色枯黄黯淡无神。

④寒实：实邪凝滞而属于寒者。

⑤拘急：紧张急迫之意。

⑥啬啬：形容怕冷的样子。

⑦中寒家：平素身体虚寒的人。

77

⑧欠：即呵欠。

⑨中寒："中"读去声，受的意思。

⑩瘦人：乃体质瘦弱的人。

⑪谷气不行：大便不通的意思。

【原文】

★病腹满，发热十日，脉浮而数，饮食如故，厚朴七物汤主之。

厚朴七物汤方

厚朴半斤　甘草三两　大黄三两　桂枝二两　枳实五枚　生姜五两　大枣十枚

上七味，以水一斗，煮取四升，去滓，温服八合，日三服。呕者加半夏五合，下利去大黄。寒多者加生姜至半斤。

★腹中寒气，雷鸣切痛①，胸胁逆满，呕吐，附子粳米汤主之。

附子粳米汤方

附子一枚(炮)　半夏半升　甘草一两　大枣十枚　粳米半斤

上五味，以水八升，煮米熟汤成，去滓，温服一升，日三服。

★痛而闭者，厚朴三物汤主之。

厚朴三物汤方

厚朴八两　大黄四两　枳实五枚

上三味，以水一斗二升，先煮二味，取五升，内大黄，取三升,温服一升,以利为度。

★按之心下满痛者,此为实也。当下之,宜大柴胡汤。

大柴胡汤方

柴胡半斤　黄芩二两　芍药三两　半夏半升　枳实四枚(炙)　大黄二两　大枣十二枚　生姜三两

上八味,以水一斗二升,煮取六升,去滓,再煎,温服一升,日三服。

★腹满不减,减不足言,当须下之,宜大承气汤。

★心胸中大寒痛,呕不能饮食,腹中寒,上冲皮起出见有头足②,上下痛不可触近,大建中汤主之。

大建中汤方

蜀椒二合(炒,去汗)　干姜四两　人参二两

上三味,以水四升,煮取二升,去滓,内胶饴一升,微火煎取一升半,分温再服。如一炊顷可饮粥二升,后更服,当一日食糜,温复之。

【词解】

①雷鸣切痛:雷鸣即肠鸣。切痛是痛得很厉害。

②上冲皮起,出现有头足:指腹中寒气上冲,皮肤突起,出现如有头足状的硬块。

【原文】

★胁下偏痛,发热,其脉紧弦,此寒也,以温药下之,宜大黄附子汤。

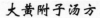

大黄附子汤方

大黄二两　附子三枚(炮)　细辛二两

上三味,以水五升,煮取三升,分温三服,若强人,煮取二升半,分温三服;服后如人行四五里,进一服。

★寒气厥逆,赤丸主之。

赤丸方

茯苓四两　半夏四两(洗,一方用桂)　乌头二两(炮)　细辛一两(《千金方》作人参)

上四味,末之,内真朱(珠)为色,炼蜜丸如麻子大,先食酒饮下三丸,日再夜一服,不知,稍增之,以知为度。

★腹痛,脉弦而紧,弦则卫气不行,即恶寒,紧则不欲食,邪正相搏,即为寒疝①。寒疝绕脐痛苦,发则白津②出,手足厥冷,其脉沉紧者,大乌头煎主之。

大乌头煎方

乌头大者五枚(熬,去皮,不吹咀)

上以水三升,煮取一升,去滓,内蜜二升,煎令水气尽,取二升;强人服七合,弱人服五合;不差(瘥),明日更服,不可一日再服。

【词解】

①寒疝:病名,因寒气结聚,绕脐剧痛,犯寒即发,故名寒疝。

②白津:作白汗解,即为疼痛所迫而出的冷汗。

【原文】

★寒疝,腹中痛及胁痛里急者,当归生姜羊肉汤主之。

当归生姜羊肉汤方

当归三两　生姜五两　羊肉一斤

上三味,以水八升,煮取三升,温服七合,日三服。若寒多者,加生姜成一斤。痛多而呕者,加橘皮二两、白术一两。加生姜者,亦加水五升,煮取三升一合,服之。

★寒疝,腹中痛,逆冷,手足不仁,若身疼痛,灸、刺、诸药不能治,抵当乌头桂枝汤主之。

乌头桂枝汤方

乌头

上一味,以蜜二斤,煎减半,去滓,以桂枝汤五合解之,令得一升后,初服二合;不知,即服三合;又不知,复加至五合;其知者如醉状,得吐者为中病。

桂枝汤方

桂枝三两(去皮)　芍药三两　甘草三两(炙)　生姜三两　大枣十二枚

上五味,剉,以水七升,微火煮取三升,去滓。

★其脉数而紧,乃弦①,状如弓弦,按之不移;脉数弦者,当下其寒②;脉紧大而迟③者,必心下坚;脉大而紧者,阳中有阴,可下之。

【词解】

①脉数而紧乃弦:脉数而兼紧,乃为弦脉。弦脉伏如弓

弦,端直而硬,按之不易移动。

②脉数弦者,当下其寒:脉弦数的,乃是邪盛脏寒。当下其寒,是指温下法。

③脉紧大而迟:脉紧而迟属阴;脉大为邪盛属阳。此乃阳中有阴的脉象。

【原文】

附方

《外台》乌头汤

治寒疝腹中绞痛,贼风入攻,五脏拘急,不得转侧,发作有时,使人阴缩,手足厥逆。(方见上。)

《外台》柴胡桂枝汤方

治心腹卒中痛。

柴胡四两　黄芩　人参　芍药　桂枝　生姜各一两半
甘草一两　半夏二合半　大枣六枚

上九味,以水六升,煮取三升,温服一升,日三服。

《外台》走马汤

治中恶,心痛,腹胀,大便不通。

巴豆一枚(去皮心,熬)　杏仁二枚

上二味,以锦缠,搥令碎,热汤二合,捻取白汁,饮之当下,老小量之,通治飞尸鬼击病。

【原文】

★问曰：人病有宿食，何以别之？师曰：寸口脉浮而大，按之反涩，尺中亦微而涩；故知有宿食，大承气汤主之。

★脉数而滑者，实也，此有宿食，下之愈，宜大承气汤。

★下利不欲食者，有宿食也，当下之，宜大承气汤。

★宿食在上脘，当吐之，宜瓜蒂散。

瓜蒂散方

瓜蒂一分（熬黄）　赤小豆一分（煮）

上二味，杵为散，以香豉七合煮取汁，和散一钱匕，温服之；不吐者，少加之，以快吐为度而止。亡血及虚者，不可与之。

★脉紧如转索无常①者，有宿食不化也。（一云寸口脉紧。）

【词解】

①脉紧如转索无常：脉紧的形状，好像转动的绳索一样，忽而紧，忽而不紧。

本篇概要

腹满是以腹中胀满为主证，因病在脾胃，所以在《伤寒论》中，把它列于阳明和太阴两经范围之内。本节亦将实证、热证归属阳明胃经；虚证、寒证归属太阴脾经。腹满的治疗大法：属于实热者宜攻下，如厚朴三物汤、大承气汤等；属于虚寒者宜温补，如大建中汤、附子粳米汤等。

宿食多因饮食不节，脾胃虚弱，宿谷停滞而引起，共治疗原则是根据《素问·阴阳应象大论》中所说的"高者因而越之,下者引而竭之",因势利导的原则而确定的,即宿食在上的当用吐法,如瓜蒂散;食积在下的当用泻法,如大承气汤。

寒疝一证,早在《内经》中即有记载,如《素问·长刺节论》中说:"病在少腹,腹痛不得大小便,病名曰疝,得之寒。"由此可知寒疝是属于阴寒性腹痛的证候。在治疗方面,多采用温中散寒的方法,如大乌头煎、乌头桂枝汤等。

◎**助忆歌诀**

阳明腹满乃实热,虚寒理脾自无恙,
宿食上吐下引竭,寒疝腹胀温中良。

方证解析

腹满而兼表证的,即太阳表证未解,而兼见阳明腑实的,在治疗时不但须治其里证,并且亦治其表证,故用厚朴七汤表里双解。由厚朴、枳实、大黄、桂枝、甘草、生姜、大枣组成。

腹中由于阴寒太甚,阳气不足所致而疼痛者,以散寒降逆,温中定痛的附子粳米汤治疗。由附子、粳米、半夏、甘草、大枣组成。

腹痛便闭属于腑实内结,气滞不行的里证,以厚朴三物汤荡积而兼行气。由厚朴、大黄、枳实组成。

心下满痛,病属少阳阳明,即经证未解但病邪尚未完全入腑,故以清解少阳,寒泄阳明之大柴胡汤下之。由柴胡、黄芩、半夏、生姜、大枣、枳实、芍药、大黄组成。

心胸中大寒痛,乃由于胸中阴寒极盛,阳气不宣,寒邪与正气相搏而痛,故用大建中汤温中散寒。由蜀椒、胶饴、人参、干姜组成。

胁下偏痛,发热,乃阴寒之气,挟实邪偏重于一处,阳气郁而不伸所致,故以大黄、附子、细辛组成之大黄附子汤温下之。

寒气厥逆系因胸中寒饮停积而使阳气不能布于四肢,因而以通阳散寒逐饮之赤丸方治疗,由茯苓、半夏、乌头、细辛、真珠组成。

寒疝由于血虚,寒邪乘虚侵入血分者,以当归生姜羊肉汤之当归、生姜温血散寒,羊肉补虚益血,即《素问·阴阳应象大论》中所说"形不足者温之以气,精不足者补之以味"的意思。

寒疝由于阴寒内结,阳气不行,绕脐疼痛者,以破积散寒止痛之大乌头煎治疗,由乌头组成。

寒疝兼有表证者,以乌头桂枝汤之乌头攻里寒,桂枝汤解表邪。(方剂组成见"痉湿暍病脉证第二"。)

心腹卒中痛者,虽由中寒引起,然已传里化热,故以表里双解,缓中止痛之《外台》柴胡桂枝汤治疗,由小柴胡汤合桂枝汤组成。(小柴胡汤方剂组成见"呕吐哕下利病脉证治第十七",桂枝汤方剂组成见"痉湿暍病脉证第二"。)

中恶心痛,大便闭结之属于寒实者,以《外台》走马汤攻坚破积,开闭通塞,由杏仁、巴豆组成。

宿食多由饮食不节,食滞中焦所致。下利而有宿食,当下其宿食而下利则愈。故均以大承气汤涤荡积滞,由芒硝、大黄、枳实、厚朴组成。

宿食在上脘,有温温欲吐之势者,应遵《素问·阴阳应象大论》所说"其高者,因而越之"的治疗原则,应用吐法,以瓜蒂散涌吐,由瓜蒂、赤小豆、香豉组成。

◎方剂歌诀

厚朴七物枳大黄,桂草姜枣腹满胀,

附子粳米半草枣,腹中寒痛此方良,

痛闭厚朴三物汤,大黄枳实君厚朴,

心下满痛大柴胡,芩半姜枣枳芍黄,

大建中汤大寒痛,蜀椒胶饴参干姜,

大黄附子汤细辛,胁下偏痛且发热,

寒气厥逆赤丸方,芩半乌辛真珠合,

当归生姜羊肉汤,大乌头煎亦可尝,

寒疝偏寒偏血虚,兼表乌头桂枝汤,

心腹卒中痛难当,外台柴胡桂枝方,

中恶心痛大便闭,杏仁巴豆走马汤,

宿食下利当攻下,大承硝黄枳实朴,

宿食上脘当宜吐,瓜蒂赤豆豆豉香。

五脏风寒积聚病脉证并治第十一

(论二首　脉证十七条　方二首)

【原文】

★肺中风者,口燥而喘,身运而重①,冒②而肿胀

★肺中寒,吐浊涕③。

★肺死脏④,浮之⑤虚,按之⑥弱如葱叶,下无根者,死。

★肝中风者,头目眴⑦。两胁痛,行常伛⑧,令人嗜甘⑨。

★肝中寒者,两臂不举,舌本⑩燥,喜太息⑪,胸中痛,不得转侧,食则吐而汗也。(《脉经》《千金方》云:时盗汗,咳,食已吐其汁。)

★肝死脏,浮之弱,按之如索⑫不来,或曲如蛇行者,死。

★肝著⑬,其人常欲蹈其胸上,先未苦时⑭但欲饮热,旋覆花汤主之。(臣亿等校诸本旋覆花汤方皆同。)

旋覆花汤方

旋覆花三两　葱十四茎　新绛少许
上三味,以水三升,煮取一升,顿服之。

【词解】

①身运而重:眩晕身重的意思。

②冒:昏眩的意思。

③浊涕:就是黏痰。

④肺死脏:肺气将绝时出现的一种真脏脉。《内经》曰:"真脏脉见(现)者死。"所以叫做死脏。

⑤浮之：即轻按。

⑥按之：即重按。

⑦头目瞤：头目部的肌肉牵动。

⑧行常伛：经常曲着背而行走。

⑨嗜甘：喜吃甘味的食物。因肝苦急，故急食甘味以缓之。

⑩舌本：即舌根。

⑪太息：即长叹气。

⑫如索：脉搏重按如绳索而不能起伏。

⑬肝著：病名，著是附着，即肝脏气血郁滞不通的意思。

⑭先未苦时：苦指病之痛苦，先未苦时即在疾病痛苦未发作之前的时候。

【原文】

★心中风者，翕翕①发热，不能起，心中饥，食即呕吐。

★心中寒者，其人苦痛如啖蒜②状，剧者心痛彻背，背痛彻心，譬如蛊注③；其脉浮者，自吐乃愈。

★心伤者，其人劳倦，即头面赤而下重，心中痛而自烦，发热，当脐跳，其脉弦，此为心脏伤所致也。

★心死脏，浮之实如丸豆④，按之益躁疾⑤者，死。

★邪哭使魂魄不安者，血气少也，血气少者属于心，心气虚者，其人则畏，合目欲眠，梦远行而精神离散，魂魄妄行，阴气衰者为癫，阳气衰者为狂。

★脾中风者，翕翕发热，形如醉人，腹中烦重，皮目⑥瞤瞤而短气。

★脾死脏，浮之大坚，按之如覆杯，洁洁状⑦如摇者，死。（臣亿等校五脏各有中风中寒，今脾只载中风，肾中风中寒俱不载者，以故简乱极多，去古既远，无文可以补缀也。）

【词解】

①翕翕:音吸,轻微发热的意思。

②噉蒜:噉,音淡,吃的意思。噉蒜就是形容像吃了大蒜的样子。

③蛊注:病名,蛊是毒虫,注是传染,中了蛊毒的人,死了以后又传染给他人,所以称为蛊注。

④如丸豆:指脉象如弹丸或豆状那样的摇动不定。

⑤益躁疾:即脉搏更加躁动不安。

⑥皮目:根据《千金方·脾脏门》作"皮肉"解。

⑦洁洁状:指脉象重按时里面中空无物。

【原文】

★趺阳脉浮而涩,浮则胃气强,涩则小便数,浮涩相搏,大便则坚,其脾为约①,麻子仁丸主之。

麻子仁丸方

麻子二升　芍药半斤　枳实一斤　大黄一斤　厚朴一斤　杏仁一升(去皮尖,熬,别做脂)

上六味,末之,炼蜜和丸,梧子大,饮服十丸,日三服,以知为度。

★肾著②之病,其人身体重,腰中冷,如坐水中,形如水状③,反不渴,小便自利,饮食如故,病属下焦,身劳汗出,衣(一作表)里冷湿,久久得之,腰以下冷痛,腰重如带五千钱④。甘姜苓术汤主之。

甘草干姜茯苓白术汤方

甘草　白术各二两　干姜　茯苓各四两

上四味,以水五升,煮取三升,分温三服,腰中即温。

★肾死脏,浮之坚,按之乱如转丸,益下入尺中者,死。

【词解】

①脾约:病名,谓脾弱胃强,脾为胃所约束。

②肾著:病名,是肾部受了寒湿,重著而不去的意思。

③形如水状:指外形如水气状。

④腰重如带五千钱:寒湿积于腰部,故觉很沉重,好像带有五千钱的样子。

【原文】

★问曰:三焦竭部①,上焦竭,善噫,何谓也?师曰:上焦受中焦②,气未和,不能消谷,故能噫耳;下焦竭,即遗溺失便,其气不和,不能自禁制,不须治,久则愈。

★师曰:热在上焦者,因咳为肺痿;热在中焦者,则为坚③;热在下焦者,则尿血,亦令淋秘不通;大肠有寒者,多鹜溏④;有热者,便肠垢⑤;小肠有寒者,其人下重⑥便血;有热者,必痔。

★问曰:病有积⑦,有聚⑧,有榖气⑨,何谓也?师曰:积者,脏病也,终不移。聚者,腑病也,发作有时,展转痛移,为可治。榖气者,胁下痛,按之则愈,复发为榖气⑩。诸积大法,脉来细而附骨者,乃积也;寸口积在胸中;微出寸口⑪,积在喉中;关上,积在脐旁,上关上⑫,积在心下;微下关⑬,积在少腹;尺中,积在气冲⑭;脉出左⑮,积在左;脉出右⑯,积在右;脉两出⑰,积在中央;各以其部处之。

【词解】

①竭部:因三焦虚竭而不能发挥各部的作用。

②上焦受中焦:上焦受中焦精微之气。

③坚:指大便坚。

④鹜溏:鹜即鸭,鹜溏即指如鸭子的大便水粪杂下。

⑤肠垢:谓大便下黏腻浊涕之物。

⑥下重:谓有下坠后重的感觉。

⑦积:病名,积属于脏病,推之不移,属阴。

⑧聚:病名,聚属于腑病,推之则移,属阳。

⑨谷气:即食气。

⑩微出寸口:即寸脉稍上的部位。

⑪上关上:即寸脉之下,关脉之上,寸关交界之处。

⑫微下关:即关脉之下,尺脉之上,关尺交界之处。

⑬气冲:即气街穴名,属足阳明胃经,在鼠蹊穴上三寸。

⑭脉出左:脉见于左手。

⑮脉出右:脉见于右手。

⑯脉两出:脉两手俱见。

本篇概要

本篇是论述五脏中风、中寒,三焦虚证、热证,积、聚以及谷气等疾病。

本篇中所指的中风、中寒,既不同于伤寒里的中风和中寒,也不同于半身不遂的中风,以本篇字面上看,是根据五脏受病以后表现的不同证候,而归纳为中风和中寒两大类。三焦病着重论述了虚证和热证,在虚证则上焦善噫,中焦不能消谷,下焦遗溺失便;在热证则上焦为肺痿,中焦为坚,下焦为尿血,淋秘不通。

关于积聚,《难经·五十五难》云:"积者,阴气也,聚者,阳气也。气之所积名曰积,气之所聚名曰聚;故积者五脏所生,聚者六腑所成也。"由此可知积聚二证,皆由气血凝滞而成，即后世所称痞块癥瘕之类。本篇于论述积聚病的同时，又举出胁下痛而按之则愈复发无常的榖气一证作为鉴别。

本篇所论，证多治少，仅有治疗脾约之麻子仁丸和治疗肾著之甘姜苓术汤二方。

◎助忆歌诀

中风中寒殃五脏，三焦疾患虚与热，
积生五脏聚成腑，榖气胁痛发无常。

 方证解析

脾约以润肠行气，导滞泄热之麻子仁丸治疗，由麻子仁、大黄、枳实、厚朴、杏仁、芍药组成。

肾著病以健脾燥湿之甘姜苓术汤治疗，由甘草、干姜、茯苓、白术组成。

◎方剂歌诀

麻子仁丸脾约尝，大黄枳朴杏仁芍，
寒湿附着曰肾著，肾著甘姜苓术汤。

痰饮咳嗽病脉证并治第十二

（论一首　脉证二十一条　方十九首）

【原文】

★问曰：夫饮^①有四，何谓也？师曰：有痰饮^②，有悬饮，有溢饮，有支饮。

★问曰：四饮何以为异？师曰：其人素盛今瘦^③，水走肠间，沥沥有声，谓之痰饮。饮后水流在胁下，咳唾引痛^④，谓之悬饮。饮水流行，归于四肢，当汗出而不汗出，身体疼重，谓之溢饮。咳逆倚息^⑤，气短不得卧，身形如肿，谓之支饮。

★水^⑥在心，心下坚筑^⑦短气，恶水不欲饮。

★水在肺，吐涎沫，欲饮水。

★水在脾，少气^⑧身重。

★水在肝，胁下支满^⑨，嚏而痛。

★水在肾，心下悸。

【词解】

①饮：古人说"饮本于水"，所以说水停体内，没有受到阳气的蒸化，日久便成为饮。

②痰饮：分广义和狭义两种。广义的系指痰饮、悬饮、溢饮、支饮等四饮而言；狭义的即本节所论的痰饮，系指四饮中的一种。

③素盛今瘦："素盛"谓未患痰饮病之前，身体很肥胖。"今瘦"谓既患痰饮病之后身体很消瘦。

④咳唾引痛：在咳嗽的时候，牵引的胸胁部作痛。

⑤咳逆倚息：形容在咳嗽气逆时要倚床呼吸。

⑥水：即水饮。

⑦心下坚筑：坚是指心下坚实；筑是跳动的意思。

⑧少气：倦怠无力。

⑨胁下支满：因胁下有水而有支撑胀满的感觉。

【原文】

★夫心下有留饮①，其人背寒冷如掌大。

★留饮者，胁下痛引缺盆②，咳嗽则辄已③（一作转甚）。

★胸中有留饮，其人短气而渴，四肢历节痛④，脉沉者，有留饮。

★膈上病痰⑤，满喘咳吐，发则寒热，背痛，腰痛，目泣自出，其人振振身𥆧剧⑥，必有伏饮⑦。

★夫病人饮水多，必暴喘满。凡食少饮多，水停心下，甚者则悸，微者短气，脉双弦⑧者寒也，皆大下后善虚⑨，脉偏弦⑩者饮也。

★肺饮不弦，但苦喘短气⑪。

★支饮亦喘而不能卧，加短气，其脉平⑫也。

★病痰饮者，当以温药和之。

【词解】

①留饮：指水饮停留在体内不去，并非四饮之外，另有留饮。

②缺盆：针灸穴名。

③咳嗽则辄已："辄已"，按《脉经》《千金方》均作"转甚"。即咳嗽时疼痛更加剧烈。

④四肢历节痛：因为饮为湿邪，故流入关节后，四肢历节疼痛。

⑤膈上病痰：指痰饮病在胸膈上。

⑥振振身𥆧剧：身体振颤动摇很厉害。

⑦伏饮:是痰饮伏而不出潜伏于内的意思,并非另有伏饮之病名。

⑧脉双弦:左右两手脉象皆弦,是虚寒的脉象,非指痰饮脉象。

⑨善虚:由于误下伤阳,而为里虚证。

⑩脉偏弦:左手或者右手脉弦,乃指痰饮病之脉象。

⑪苦喘短气:肺主气,今饮邪在肺,故喘促气短。

⑫脉平:平和之脉。

【原文】

★心下有痰饮,胸胁支满,目眩,苓桂术甘汤主之。

苓桂术甘汤方

茯苓四两 桂枝 白术各三两 甘草二两

上四味,以水六升,煮取三升,分温三服,小便则利。

★夫短气有微饮①,当从小便去之,苓桂术甘汤主之。(方见上。)肾气丸亦主之。(方见"妇人杂病脉证并治第二十三"。)

★病者脉伏①,其人欲自利②,利反快③;虽利,心下续坚满,此为留饮欲去故也,甘遂半夏汤主之。

甘遂半夏汤方

甘遂大者三枚 半夏十二枚(以水一升,煮取半升,去渣) 芍药五枚 甘草如指大一枚(炙,一本无)

上四味,以水二升,煮取半升,去渣,以蜜半升,和药汁煎取八合,顿服之。

★脉浮而细滑,伤饮⑤。

★脉弦数,有寒饮⑥,冬夏难治。

★脉沉而弦者,悬饮内痛⑦。

【词解】

①微饮:轻微之水饮。

②脉伏:脉伏而不出,因痰饮较重,气血运转受阻所致。

③欲自利:即不经攻下而自欲下利。

④利反快:指下利后反而感到爽快,因留饮随之下泄的缘故。

⑤伤饮:是指骤然被外来的水饮所损伤的痰饮病。

⑥寒饮:是指饮病之属于寒者。

⑦内痛:指胸胁牵引而痛的意思。

【原文】

★病悬饮者,十枣汤主之。

十枣汤方

芫花(熬)　甘遂　大戟各等分

上三味,捣筛,以水一升五合,先煮肥大枣十枚,取八合,去滓,纳药末。强人服一钱匕。羸人服半钱匕,平旦温服之;不下者,明日更加半钱匕,得快利后糜粥自养。

★病溢饮者,当发其汗,大青龙汤主之,小青龙汤亦主之。

大青龙汤方

麻黄六两(去节)　桂枝三两(去皮)　甘草二两(炙)
杏仁四十个(去皮尖)　生姜二两　大枣十二枚　石膏如鸡子大(碎)

上七味,以水九升,先煮麻黄,减二升,去上沫,内诸药,煮取三升,去滓;温服一升,取微似汗,汗多者,温粉粉之。

小青龙汤方

麻黄三两(去节)　芍药三两　五味子半升　干姜三两甘草三两(炙)　细辛三两　桂枝二两(去皮)　半夏半升(汤洗)

上八味,以水一斗,先煮麻黄减二升,去上沫,内诸药,煮取三升,去滓,温服一升。

【原文】

★膈间支饮,其人喘满,心下痞坚,面色黧黑,其脉沉紧,得之数十日,医吐下之不愈,木防己汤主之;虚者即愈,实者三日复发,复与不愈者,宜木防己汤去石膏加茯苓芒硝汤主之。

木防己汤方

木防己三两　桂枝二两　人参四两　石膏鸡蛋大十二枚

上四味,以水六升,煮取三升,分温再服。

木防己去石膏加茯苓芒硝汤方

木防己　桂枝各二两　人参　茯苓各四两　芒硝三合

上五味,以水六升,煮取二升,去滓,内芒硝,再微煎,分温再服,微利则愈。

★心下有支饮,其人苦冒眩①,泽泻汤主之。

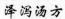

泽泻汤方

泽泻五两　白术二两
上二味,以水二升,煮取一升,分温再服。

★支饮胸满者,厚朴大黄汤主之。

厚朴大黄汤方

厚朴一斤　大黄六两　枳实四枚
上三味,以水五升,煮取二升,分温再服。

★支饮不得息,葶苈大枣泻肺汤主之。(方见"肺痿肺痈咳嗽上气病脉证治第七"。)

【词解】
冒眩:冒指头昏,眩指眼花。

【原文】
★呕家本渴,渴者为欲解,今反不渴,心下有支饮故也,小半夏汤主之。

小半夏汤方

半夏一升　生姜半斤
上二味,以水七升,煮取一升半,分温再服。

★腹满,口舌干燥,此肠间有水气,己椒苈黄丸主之。

己椒苈黄丸方

防己　椒目　葶苈(熬)　大黄各一两

上四味,末之,蜜丸如梧子大,先食饮服一丸,日三服;稍增,口中有津液,渴者加芒硝半两。

★卒①呕吐,心下痞,膈间有水眩悸②者,小半夏加茯苓汤主之。

小半夏加茯苓汤方

半夏一升　生姜半斤　茯苓三两(一法四两)
上三味,以水七升,煮取一升五合,去滓,分温再服。

【词解】
①卒:突然。
②眩悸:眩指头眩,悸指心悸,乃水气上逆所致。

【原文】
★假令瘦人①脐下有悸,吐涎沫而癫眩②,此水也,五苓散主之。

五苓散方

茯苓　猪苓　白术各等分　泽泻一两一分　桂枝二分(去皮)
上五味,为末,白饮服方寸匕,日三服;多服暖水,汗出愈。

附方

《外台》茯苓散方

治心胸中有停痰宿水,自吐出水后,心胸间虚,气满,不能食。消痰气,令能食。

茯苓　人参　白术各三两　枳实二两　橘皮二两半
生姜四两

上六味,以水六升,煮取一升八合,分温三服,如人行八
九里进之。

★咳家其脉弦,为有水,十枣汤主之。(方见上。)

★夫有支饮家,咳烦,胸中痛者,不卒死③,至一百日,或
一岁,宜十枣汤。(方见上。)

★久咳数岁,其脉弱者,可治;实大数者,死;其脉虚者,
必苦冒,其人本有支饮在胸中故也,治属饮家。

【词解】

①瘦人:指素盛今瘦的人。

②癫眩:"癫",《千金方》作"颠","颠眩"即颠倒眩晕的
意思。

③卒死:突然死亡。

【原文】

★咳逆倚息不得卧,小青龙汤主之。(方见上。)

★青龙汤下已①,多唾,口燥,寸脉沉,尺脉微,手足厥逆,
气从小腹上冲胸咽,手足痹,其面翕热如醉状②,因复下流阴
股③,小便难,时复冒者,与茯苓桂枝五味甘草汤治其气冲。

桂苓五味甘草汤方

桂枝四两(去皮)　茯苓四两　甘草三两(炙)　五味子
半斤

上四味,以水八升,煮取三升,去滓,分温三服。

★冲气即低,而反更咳,胸满者,用桂苓五味甘草汤,去

桂,加干姜、细辛,以治其咳满。

苓甘五味姜辛汤方

茯苓四两　甘草　细辛　干姜各三两　五味子半升

上五味,以水八升,煮取三升,去滓,温服半升,日三服。

★咳满即止,而更复渴,冲气复发者,以细辛、干姜为热药也。服之当遂渴,而渴反止者,有支饮也。支饮者,法当冒,冒者必呕,呕者复内半夏,以去其水。

苓甘五味姜辛半夏汤方

茯苓四两　甘草　细辛　干姜各二两　五味子　半夏各半升

上六味,以水八升,煮取三升,去滓,温服半升,日三服。

【词解】

①青龙汤下已:服小青龙汤以后。

②面翕热如醉状:面部发红而且发热,如酒醉之状。

③下流阴服:(冲气)向下流到两腿的内侧。

【原文】

★水去呕止,其人形肿者,加杏仁主之,其证应内麻黄,以其人遂痹①,故不内之;若逆而内之者,必厥②,所以然者,以其人血虚,麻黄发其阳故也。

苓甘五味加姜辛半夏杏仁汤方

茯苓四两　甘草　干姜　细辛各二两　五味子　半夏杏仁各半升

上七味,以水一斗,煮取三升,去滓,温服半升,日三服。

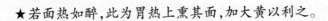

★若面热如醉,此为胃热上熏其面,加大黄以利之。

苓甘五味加姜辛半夏仁黄汤方

茯苓四两　甘草三两　五味子半升　干姜三两　细辛三两
半夏半升　杏仁半升　大黄三两

上八味,以水一斗,煮取三升,去滓,温服半升,日三服。

★先渴后呕,为水停心下,此属饮家,小半夏加茯苓汤主
之。(方见上。)

【词解】
①其人遂痹:病人手足麻痹不仁。
②厥:指手足厥逆,即手足不温而发冷的意思。

本篇概要

　　本篇论述痰饮与咳嗽,因为咳嗽是痰饮病中的一个症状,而
且本篇所述之咳嗽,也是由痰饮而引起,所以重点则在于痰饮。

　　关于痰饮病的形成,在《素问·经脉别论》里说:"饮入于
胃,游溢精气,上输于脾,脾气散精,上归于肺,通调水道,下
输膀胱,水精四布,五经并行。"可知所饮之水液。

　　如果脾为湿困,运转不灵,致使水饮流溢,因而形成痰
饮。又如肾主摄水,如果肾阳虚弱不能摄水,则水泛为痰。
所以说脾肾阳虚乃痰饮形成之主因。

　　本篇根据痰饮的病位和症状的不同,将痰饮病分成痰
饮、悬饮、溢饮、支饮四饮。因为饮为阴邪,得阳则化,所以治
则方面提出"病痰饮者,当以温药和之"的大法,这也是痰饮
病的正治法,如苓桂术甘汤、肾气丸等;兼表里证者,宜温而
发汗,如大、小青龙汤等。在下焦者,宜温而利小便,如泽泻

汤、小半夏加茯苓汤等。饮邪深痼难化者,宜温以逐水,如十枣汤,甘遂半夏汤等。

◎助忆歌诀
脾胃阳虚痰饮停,痰悬溢支四饮名,
病痰饮者温药和,发汗利尿逐水行。

方证解析

痰饮系阴邪,故以苓桂术甘汤,温阳利水,由茯苓、桂枝、白术、甘草组成。

水停心下者,以肾气丸养阳化阴。(方剂组成见"中风历节病脉证并治第五"。)

留饮欲去,以甘遂半夏汤因势利导而泻之,由甘遂、半夏、甘草、芍药加蜜组成。

水停胸胁而成悬饮者,以十枣汤峻剂以逐水,由大枣、芫花、甘遂、大戟组成。

水溢于表而成溢饮者,以大青龙汤以发汗,由麻黄、桂枝、石膏、甘草、生姜、大枣、杏仁组成。

痰饮甚重,心下有水气者,以小青龙汤以行水,(方剂组成见"肺痈肺痿咳嗽上气病脉证治第七")。

痰饮积于胸膈而成支饮者,如属于虚结的,以木防己汤补虚散结,清热利水,由木防己、桂枝、石膏、人参组成。如属于实结的,以木防己汤去石膏加茯苓芒硝汤去坚散结,利水祛痰。

胃有停饮而成头目昏眩之支饮证,以泽泻汤健脾行水,由泽泻、白术组成。

支饮在肺,喘不得息,以葶苈大枣泻肺汤泻气逐水,由葶苈、大枣组成。

支饮胸腹胀而属实证者,以厚朴大黄汤涤实邪,由厚朴、大黄、枳实组成。

心下有支饮呕而不渴者,以小半夏汤止呕降逆,由半夏、生姜组成。

水停肠间而腹满,以己椒苈黄丸温下逐水,由防己、椒目、葶苈、大黄组成。

水饮停胃,眩悸呕吐,以小半夏加茯苓汤止呕降逆行水,于小半夏汤中加茯苓组成。

水饮上逆,头目眩晕,以五苓散化气行水,由茯苓、猪苓、泽泻、桂枝、白术组成。

心胸宿水停痰,以《外台》茯苓饮消痰利水,健脾补气,由茯苓、枳实、白术、橘皮、生姜、人参组成。

下焦阳虚,气从小腹上冲咽胸,以苓桂五味甘草汤治其气冲,由茯苓、桂枝、五味子、甘草组成。

冲气已平,饮邪复动,更咳胸满者,苓桂五味甘草汤去桂加干姜细辛,除满散寒止咳。

咳满即止,而更复渴者,内半夏去其水,即苓桂五味甘草去桂加姜辛半夏汤,水去呕止,其人形肿者,加杏仁主之,即苓桂五味甘草去桂加姜辛半夏杏仁汤。

水饮挟热,上冲其面者,加大黄以利之,即苓桂五味甘草去桂加姜辛半夏仁黄汤。

◎方剂歌诀

苓桂术甘主痰饮,停饮金匮肾气灵,
甘遂半夏草芍蜜,留饮欲去泻之宁,
十枣峻剂逐悬饮,芫花甘遂戟等分,

溢饮当汗<u>大青龙</u>,麻桂石甘姜枣杏,

饮重心下有水气,<u>小青龙汤</u>立收功,

支饮虚结<u>木防己</u>,桂枝石膏共人参,

<u>木防己汤去石膏</u>,加苓硝汤实者清,

支饮泽泻汤白术,<u>葶苈大枣</u>泻肺金,

<u>厚朴大黄汤</u>枳实,支饮胸满实证攻,

<u>小半夏汤</u>生姜入,己椒苈黄腹满停,

<u>小半夏加茯苓汤</u>,眩悸呕吐乃停饮,

五苓苓猪泽桂术,水饮上逆头眩晕,

宿水外台<u>茯苓饮</u>,枳术橘皮姜人参,

下焦阳虚气冲逆,桂苓五味甘草平,

冲气已平饮复动,<u>去桂加干姜细辛</u>,

咳满即止反复渴,<u>去桂加姜半夏辛</u>,

水去呕止其形肿,<u>去桂加姜辛半杏</u>,

挟热上冲去桂枝,加姜辛半黄杏仁。

消渴小便利淋病脉证并治第十三

(脉证九条　方六首)

【原文】

★厥阴之为病,消渴①气上冲心②,心中疼热,饥而不欲食,食即吐蛔③,下之不肯止④。

★寸口脉浮而迟,浮即为虚,迟即为劳,虚则卫气不足,劳则荣气竭。

★趺阳脉浮而数,浮即为气⑤,数即消谷⑥而大坚(一作紧),气盛则溲数⑦,溲数即坚,坚数相搏,即为消渴。

★男子⑧消渴,小便反多⑨,以饮一斗,小便一斗,肾气丸主之。(方见"妇人杂病脉证并治第二十二"。)

★脉浮⑩,小便不利,微热消渴者,宜利小便,发汗⑪,五苓散主之。(方见"痰饮咳嗽病脉证并治第十二"。)

★渴欲饮水,水入即吐者,名曰水逆⑫,五苓散主之。(方见上。)

★渴欲饮水不止者,文蛤散主之。

文蛤散方

文蛤五两

上一味,杵为散,以沸汤五合和服方寸匕。

【词解】

①消渴:渴饮无度的意思。

②冲心:《伤寒论·厥阴篇》作"撞心"。

③蛔:即蛔虫。

106

④下之不肯止:《伤寒论·厥阴篇》作"下之利不止"。

⑤浮即为气:"气"指胃中之热气,因为胃中热气熏蒸,所以趺阳脉浮。

⑥数即消谷:趺阳脉数乃是热结于胃,因为胃中热,所以善饥消谷。

⑦溲数:小便频数。

⑧男子:该证多由房事过度而引起,所以特加"男子"二字。

⑨小便反多:小便反而比饮入的水量为多。

⑩脉浮:是兼有表证的脉象。

⑪宜利小便发汗:五苓散是表里分消的方剂,所谓治表就是发汗,治里就是利小便,所以说"宜利小便发汗",并非指本证有利小便发汗的两种治法。

⑫水逆:饮水后,立即吐出,叫做水逆。

【原文】

★淋之为病,小便如粟状①,小腹弦急,痛引脐中。

★趺阳脉数,胃中有热,即消谷引食,大便必坚,小便则数。

★淋家②不可发汗,发汗必便血③。

★小便不利者,有水气④,其人苦渴⑤,栝蒌瞿麦丸主之。

栝蒌瞿麦丸方

栝蒌根二两　茯苓二两　薯蓣二两　附子一枚　瞿麦一两

上五味,末之,炼蜜丸如梧子大,饮服三丸,日三服;不知,增至七八丸;从小便利,腹中温为知。

★小便不利,蒲灰散主之,滑石白鱼散,茯苓戎盐汤并主之。

蒲灰散方

蒲灰七分　滑石三两
上二味,杵为散,饮服方寸匕,日三服。

滑石白鱼散方

滑石三分　乱发二分(烧)　白鱼二分
上三味,杵为散,饮服半钱匕,日三服。

茯苓戎盐汤方

茯苓半斤　白术二两　戎盐弹子大一枚
上三味,先将茯苓、白术煎成,入戎盐再煎,分温三服。

★渴欲饮水,口干舌燥者,白虎加人参汤主之。(方见"痉湿暍病脉证第二。")
★脉浮发热,渴欲饮水,小便不利者,猪苓汤主之。

猪苓汤方

猪苓(去皮)　茯苓　泽泻　滑石　阿胶各一两
上五味,以水四升,先煮四味,取二升,去滓,纳胶烊消,温服七合,日三服。

【词解】
①小便如粟状:小便中带有色白如米屑状的异物。
②淋家:久患淋病的人。
③便血:指小便出血。
④水气:病名,指有水肿症状的疾患。
⑤苦渴:经常想饮水。

本篇概要

本篇论述消渴、小便利、淋病三种疾患。

关于小便利,根据历代诸家注本,均作小便不利,从本篇的内容来看,亦应为小便不利。

淋病在本篇中,仅有论而无方,似有脱简。

消渴病的病名,最早见于《内经》。如《素问·奇病论》:"肥者令人内热,甘者令人中满,故其气上溢,转为消渴。"后人论述消渴,分为上消、中消和下消。上消属肺,即《素问·气厥论》云:"心热移于肺,传为鬲消。"中消属胃,即《灵枢经·师传》云:"胃中热则消谷。"下消属肾,即《素问·刺热论》云:"肾热病苦渴,数饮身热。"后世三之说,即始于此。本篇消渴病中,尚包括热性病过程中的一种症状,如热甚伤津之白虎加人参汤证即是。

至于小便不利,本篇首先提出了寒、热两证,如下焦阳虚寒甚,水气内停的栝蒌瞿麦丸证,以及热与水结的猪苓汤证。关于淋病,仅论其小便如粟状,小腹弦急,痛引脐中之证,而未见其处方。

○助忆歌诀

上中下消消渴名,热盛伤津亦病因,
小便不利辨寒热,淋病小腹弦急痛。

方证解析

渴欲饮水,水入即吐之水逆证;外有表热,里有停水的小便不利;均宜服五苓散以利其水。(方剂组成见"痰饮咳嗽病脉证并治第十二"。)

热盛伤津而口渴舌燥者,以白虎加人参汤清热生津止渴。(方剂组成见"痉湿暍病脉证第二"。)

渴欲饮水不止者,以文蛤散咸凉润下,生津止渴,由文蛤组成。

下焦阳虚寒盛而引起水气内停小便不利者,以栝蒌瞿麦丸通阳利水,润燥生津,由栝蒌根、瞿麦、山药、附子、茯苓组成。

热与水结而致发热口渴小便不利者,以猪苓汤利水润燥,由猪苓、阿胶、滑石、茯苓、泽泻组成。

此外,本篇还提出由于病因不同而引起小便不利的三个治疗方剂:由蒲灰、滑石组成的蒲灰散,由滑石、白鱼、乱发组成的滑石白鱼散,由茯苓、戎盐、白术组成的茯苓戎盐汤。临证时宜灵活选投。

◎方剂歌诀

水逆尿闭服五苓,渴燥白虎加人参,
渴饮不止文蛤散,除热润下且生津,
下焦阳虚水气停,栝蒌瞿麦药附苓,
发热口渴尿不利,猪苓胶滑苓泽清,
利尿三方宜详斟,蒲灰散中滑石进,
滑石白鱼散乱发,茯苓戎盐加术宁。

水气病脉证并治第十四

（论七首　脉证五条　方九首）

【原文】

★师曰：病有风水，有皮水，有正水，有石水，有黄汗。风水其脉自浮，外证骨节疼痛，恶风；皮水其脉亦浮，外证胕肿，按之没指，不恶风，其腹如鼓，不渴，当发其汗；正水其脉沉迟，外证自喘；石水其脉自沉，外证腹满不喘；黄汗其脉沉迟，身发热，胸满，四肢头面肿，久不愈，必致痈脓。

★脉浮而洪，浮则为风，洪则为气①，风气相搏，风强则为隐疹②，身体为痒，痒为泄风③，久为痂癞④；气强则为水，难以俛仰。风气相击，身体洪肿⑤，汗出乃愈，恶风则虚，此为风水；不恶风者，小便通利，上焦有寒，其口多涎，此为黄汗⑥。

★寸口脉沉滑者，中有水气，面目肿大有热，名曰风水；视人之目裹⑦上微拥⑧，如蚕新卧起状⑨，其颈脉动，时时咳，按其手足上，陷而不起者，风水。

【词解】

①气：即指水气而言。

②隐疹：身上发疹子，烦痒异常，甚则痒痛。

③泄风：身体烦痒而多汗，是风邪外出的现象，故名曰泄风。

④痂癞：为结痂癞病，是泄风的进一步发展。

⑤身体洪肿：全身浮肿的非常厉害。

⑥此为黄汗：此四字是衍文。

⑦目裹："裹"《灵枢经》作"窠"，目窠即眼胞。

⑧微拥:轻度浮肿。

⑨如蚕新卧起状:《灵枢经》《千金方》《外台》都没有"蚕"字。就是说水气病人眼胞微肿,好像刚睡起来的样子。

【原文】

★太阳病脉浮而紧,法当骨节疼痛,反不疼,身体反重而酸,其人不渴,汗出即愈,此为风水。恶寒者,此为极虚,发汗得之。渴而不恶寒者,此为皮水。身肿而冷,状如周痹①,胸中窒不能食,反聚痛,暮躁不得眠,此为黄汗,痛在骨节。咳而喘,不渴者,此为脾胀②,其状如肿,发汗即愈。然诸病此者,渴而下利,小便数者?皆不可发汗。

★里水③者,一身面目黄肿④,其脉沉,小便不利,故令病水,假如水便自利,此亡津液,故令渴也,越婢加术汤主之。(方见"中风历节病脉证并治第五"。)

★趺阳脉当伏,今反紧,本自有塞,疝瘕⑤,腹中痛,医反下之,下之则胸满短气。

趺阳脉当伏,今反数,本自有热,消谷,小便数,今反不利,此欲作水。

★寸口脉浮而迟,浮脉则热,迟脉则潜⑥,热潜相搏,名曰沉⑦;趺阳脉浮而数,浮脉即热,数脉即止⑧,热止相搏,名曰伏⑨;沉伏相搏,名曰水;沉则络脉虚,伏则小便难,虚难相搏,水走皮肤,即为水矣。

★寸口脉弦而紧,弦则卫气不行,即恶寒,水不沾流,走于肠间。

★少阴脉⑩紧而沉,紧则为痛,沉则为水,小便即难,脉得诸沉,当责有水,身体肿重,水病脉出者死。

【词解】

①周痹:病名,《灵枢经》云:"周痹者,在于血脉之中,随

脉以上,随脉以下,不能左右,痛从上下或从下上。"因为病在于血脉之中,随脉上下游行,其气不能周,所以叫"周痹"。

②脾胀:应作"肺胀"。

③里水:《脉经》作"皮水"。

④黄肿:《脉经》作"洪肿"。

⑤疝瘕:疝是睾丸引少腹急痛,瘕是腹中积块。

⑥潜:潜藏的意思。

⑦沉:不是指沉脉的沉,而是沉而不举,乃热邪内伏而不外发的原因。

⑧止:热伏止于下的意思。

⑨伏:是沉伏的意思,不是指伏脉的伏。

⑩少阴脉:《灵枢经》云:"肾脉主于太溪,主候肾病。"所以这里的少阴脉即指足内踝后五分太溪穴上的动脉。

【原文】

★夫水病人,目下有卧蚕①,面目鲜泽,脉伏,其人消渴,病水腹大,小便不利,其脉沉绝③者? 有水,可下之。

★问曰:病下利后,渴饮水,小便不利,腹满因肿④者? 何也? 答曰:此法当病水,若小便自利及汗出者,自当愈。

★心水者,其身重而少气,不得卧,烦而躁,其人阴肿。

★肝水者,其腹大不能自转侧,胁下腹痛,时时津液微生,小便续通。

★肺水者,其身肿,小便难,时时鸭溏⑤。

★脾水者,其腹大,四肢苦重,津液不生,但苦少气,小便难。

★肾水者,其腹大脐肿,腰痛不能溺,阴下湿,如牛鼻上汗,其足逆冷,面反瘦。

★师曰:诸有水者,腰以下肿,当利小便;腰以上肿,当发

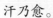

汗乃愈。

【词解】

①目下有卧蚕：水气病人眼胞肿，好像有蚕躺在上面一样。

②面目鲜泽：指水气病人面目部肿的光亮润泽。

③脉沉绝：形容脉沉的厉害，并非真正欲绝。

④因肿：据《脉经》应作"阴肿"，即阴囊水肿。

⑤鸭溏：大便时水粪杂下，溏薄的好像鸭粪。

【原文】

★师曰：寸口脉沉而迟，沉则为水，迟则为寒，寒水相搏，跌阳脉伏，水谷不化，脾气衰则鹜溏，胃气衰则身肿，少阳脉卑①，少阴脉细，男子则小便不利，妇人则经水不通，经为血，血不利则为水，名曰血分。

★问曰：病者苦水②，面目身体四肢皆肿，小便不利，脉之，不言水，反言胸中痛，气上冲咽，状如炙肉③，当微咳喘，审如师言，其脉何类？

★师曰：寸口脉沉而紧，沉为水，紧为寒，沉紧相搏，结在关元④，始时当微⑤，年盛不觉，阳衰之后，荣卫相干，阳衰阴盛，结寒微动，肾气上冲，喉咽塞噎，胁下急痛。医以为留饮而大下之，气击不去，其病不除；后重吐之，胃家虚烦，咽燥欲饮水，小便不利，水谷不化，面目手足浮肿；又与葶苈丸下水，当时如小差，食欲过度，肿复如前，胸胁苦痛，象若奔豚，其水扬溢，则浮咳喘逆。当先攻击冲气，令止，乃治咳，咳止其喘自差，先治新病，病当在后⑥。

【词解】

①少阳脉卑：少阳脉在足外踝阳足之前。卑：按王宇泰所说，"按之沉而无力，故谓卑也。"

②苦水:病人为水气病所苦。

③炙肉:烤熟了的肉块。

④关元:这里并非指脐下三寸之关元穴,而是泛指下焦而言。

⑤始时当微:"当"字按徐、尤诸注本应作"尚"字。

⑥病当在后:水气旧病的根治,应当在新病治愈后再进行治疗,即先治卒病,后治痼疾的意思。

【原文】

★风水脉浮,身重,汗出恶风者,防己黄芪汤主之,腹痛者加芍药。

防己黄芪汤方(方见"痉湿暍病脉证第二"。)

★风水恶风,一身悉肿,脉浮不渴,续自汗出,无大热,越婢汤主之。

越婢汤方

麻黄六两　石膏半斤　生姜三两　甘草二两　大枣十五枚

上五味,以水六升,先煮麻黄,去上沫,内诸药,煮取三升,分温三服。

恶风者,加附子一枚(炮)

风水,加术四两(《古今录验》)

★皮水为病,四肢肿,水气在皮肤中,四肢聂聂①动者,防己茯苓汤主之。

防己茯苓汤方

防己三两　黄芪三两　桂枝三两　茯苓六两　甘草二两

上五味,以水六升,煮取二升,分温三服。

★里水②越婢加术汤主之,甘草麻黄汤亦主之。

越婢加术汤方

(方见上,于内加白术四两,又见"中风历节病脉证并治第五"。)

甘草麻黄汤方

甘草二两　麻黄四两

上二味,以水五升,先煮麻黄,去上沫,内甘草,煮取三升,温服一升,重复汗出,不汗再服,慎风寒。

★水之为病,其脉沉小,属少阴,浮者为风,无水虚胀者为气。水,发其汗即已,脉沉者宜麻黄附子汤,浮者宜杏子汤。

麻黄附子汤方

麻黄三两　甘草二两　附子一枚(炮)

上三味,以水七升,先煮麻黄,去上沫,内诸药,煮取二升半,温服八分,日三服。

杏子汤方③

★厥而皮水者,蒲灰散主之。(方见"消渴小便利淋病脉证并治第十三"。)

【词解】

①聂聂:形容四肢蠕动的样子。

②里水:按《外台》应作"皮水"。

③杏子汤方:原书未见,恐是麻黄杏仁甘草石膏汤。

【原文】

★问曰:黄汗之病,身体肿(一作重),发热,汗出而渴,状如风水,汗沾衣,色正黄如药汁,脉自沉,何从得之?师曰:以汗出入水中浴,水从汗孔入得之,宜芪芍桂酒汤主之。

黄芪芍药桂枝苦酒汤方

(芪芍桂酒汤方)

黄芪五两　芍药三两　桂枝三两

上三味,以苦酒一升,水七升,相和,煮取三升,温服一升,当心烦,服至六七日乃解,若心烦不止者,以苦酒阻故也。(一方用美酒代苦酒。)

★黄汗之病,两胫①自冷;假令发热,此属历节。食已汗出,又身常暮卧盗汗出者,此劳气也。若汗出已,反发热者,久久其身必甲错②,发热不止者,必生恶疮。若身重,汗出已辄轻者,久久心身瞤③,瞤即胸中痛,又从腰以上,必汗出,下无汗,腰髋弛痛④,如有物在皮中状,剧者不能食,身疼重,烦躁,小便不利,此为黄汗,桂枝加黄芪汤主之。

桂枝加黄芪汤方

桂枝　芍药各二两　甘草二两　生姜三两　大枣十二枚　黄芪二两

上六味,以水八升,煮取三升,温服一升,须臾饮热稀粥一升余,以助药力,温服取微汗;若不汗,更服。

【词解】

①胫:小腿部。

②甲错:皮肤干枯粗糙如鳞甲的交错。

③身瞤:全身筋肉跳动。

④腰髋弛痛:腰部和髀上的筋肉无力而疼痛。

【原文】

★师曰:寸口脉迟而涩,迟则为寒,涩为血不足;趺阳脉微而迟,微则为气,迟则为寒。寒气不足,则手足逆冷,手足逆冷,则荣卫不利,荣卫不利,则腹满胁鸣相逐①;气转膀胱,荣卫俱劳;阳气不通则身冷,阴气不通则骨疼,阳前通则恶寒②,阴前通则痹不仁③,阴阳相得,其气乃行,大气④一转,其气乃散,实则矢气,虚则遗溺,名曰气分。

★气分,心下坚大如盘,边如旋杯⑤,水饮所作,桂枝去芍药加麻辛附子汤主之。

桂枝去芍药加麻黄细辛附子汤方

(桂姜草枣黄辛附方)

桂枝三两　生姜三两　甘草二两　大枣十二枚　麻黄细辛各二两　附子一枚(炮)

上七味,以水七升,煮麻黄,去上沫,内诸药,煮取二升,分温三服,当汗出,如虫行皮中,即愈。

★心下坚大如盘,边如旋盘,水饮所作,枳术汤主之。

枳术汤方

枳实七枚　白术二两

上二味,以水五升,煮取三升,分温三服,腹中软即当散也。

附方

《外台》防己黄芪汤

治风水,脉浮为在表,其人或头汗出,表无他病,病者但下重,从腰以上为和,腰以下当肿及阴,难以屈伸。(方见"痉湿暍病脉证第二"。)

【词解】

①胁鸣相逐:胁鸣,当作肠鸣;相逐,是不停的意思。

②阳前通则恶寒:阳气先行阴气不跟着流行,则阴失阳而怕冷。

③阴前通则痹不仁:阴气先行而阳气不跟着流行,则阳气独滞,就要麻木不仁。

④大气:指胸中的宗气。

⑤旋杯:按《灵枢经》《难经》均作"覆杯",谓心下坚大如盘,它的形状中高边低,按之外虽坚而内如无物,所以说如覆杯。

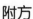
本篇概要

水气病,即后世所指有水肿症状的疾患,其形成原因主要是由于肺、脾、肾三脏阳气虚弱,水停不化,如肺病不能通调水道,脾虚不能制水,肾阳虚弱不能化水等。早在《素问·热穴论》中即说:"肾者至阴也,至阴者肾水也;肺者少阴也,少阴者冬脉也,故其本在肾,其末在肺,皆积水也。肾者胃之关也,关门不利,故聚水而从其类也,上下溢于皮肤,故为胕肿"。

篇中将水气病分为风水、皮水、正水和石水四证。如从证候方面归纳,风水和皮水属于表,其脉多浮;正水和石水属于里,其脉多沉;所以实际上只有表里两纲。此外还提出"汗沾衣,色正黄如药汁"之黄汗病,虽其证"状如风水",但"脉自沉",所以黄汗病乃表里同病而偏于里证。

关于水气病的治疗,本篇提出"腰以下肿,当利小便;腰以上肿,当发汗"的治疗原则,亦即《内经》"开鬼门,洁净府"的方法。

◎助忆歌诀

肺脾肾脏阳虚弱,风皮正石四水殃,

腰以下肿利小便,腰以上肿发汗良。

方证解析

风水病汗出表虚者,以防己黄芪汤调和营卫,扶表利水,由防己、黄芪、白术、甘草、大枣、生姜组成。

风水一身悉肿,以越婢汤外发水气,里清邪热。(方剂组成见"中风历节病脉证并治第五"。)

皮水病四肢厥冷者,以蒲灰散清利小便。(方剂组成见"清渴小便利淋病脉证并治第十三"。)

皮水病四肢浮肿者,以防己茯苓汤补卫通营,祛散皮水,由防己、茯苓、桂枝、甘草、黄芪组成。

皮水病表实无汗而有里热者,以越婢加术汤发越水气。(方剂组成见"中风历节病脉证并治第五"。)

皮水病无汗而无里热者,以甘草麻黄汤发汗消水。由甘草、麻黄组成。

水气病,脉浮者为风,宜用杏子汤。方剂未见。

脉沉者属少阴,宜麻黄附子汤温经发汗,由麻黄、附子、甘草组成。

黄汗身肿汗出者,以芪芍桂酒汤补气固表,驱逐水湿,由黄芪、芍药、桂枝、苦酒组成。黄汗身疼重不肿无汗者,以桂枝加黄芪汤行阳散邪,发郁水湿,由桂枝汤加黄芪组成。(桂枝汤方剂组成见"腹满寒疝宿食脉证治第十"。)

心下坚,大如盘,如系寒气与水饮所结,以桂姜草枣黄辛附子汤通阳开结,温散水饮,由桂枝、生姜、甘草、大枣、麻黄、细辛、附子组成。

心下坚,大如盘,如系胃气虚弱水饮积滞,以枳术汤健脾消痞,散气利水,由枳实,白术组成。

◎方剂歌诀

风水防己黄芪汤,白术甘草枣生姜,
一身悉肿越婢方,厥而皮水蒲灰尝,
防己茯苓汤桂草,黄芪肢肿水为恙,
皮水越婢加白术,甘草麻黄汤亦良,
水气为病脉为纲,浮者为风杏子汤,
麻黄附子汤甘草,沉属少阴服可康,
黄汗芪芍桂酒汤,无汗桂枝加芪方,
桂姜草枣黄辛附,心坚如盘枳术汤。

黄疸病脉证并治第十五

（论二首　脉证十四条　方七首）

【原文】

★寸口脉浮而缓,浮则为风,缓则为痹^①,痹非中风,四肢苦烦^②,脾色必黄,瘀热以行。

★趺阳脉紧而数,数则为热,热则消谷,紧则为寒,食即为满。尺脉浮为伤肾;趺阳脉紧为伤脾。风寒相搏,食谷即眩,谷气不消,胃中苦浊^③,浊气下流,小便不通,阴被其寒^④,热流膀胱,身体尽黄,名曰谷疸。额上黑,微汗出,手足中热,薄暮即发,膀胱急,小便自利,名曰女劳疸,腹如水状不治。心中懊^⑤而热,不能食,时欲吐,名曰酒疸。

★阳明病,脉迟者,食难用饱,饱则发烦,头眩,小便必难,此欲作谷疸,虽下之,腹满如故,所以然者,脉迟故也。

★夫病酒黄疸,必小便不利,其候心中热,足下热,是其证也。

★酒黄疸者,或无热,靖言了了^⑥,腹满欲吐,鼻燥;其脉浮者,先吐之;沉弦者,先下之。

★酒疸,心中热,欲吐者,吐之愈。

★酒疸下之,久久为黑疸,目青面黑,心中如啖蒜齑状^⑦,大便正黑,皮肤、爪之不仁,其脉浮弱,虽黑微黄,故知之。

【词解】

①痹:在这里作郁闭解,指风热郁闭在脾内而言。

②苦烦:不舒服之意。

③胃中苦浊:脾不为胃行其津液,胃中谷气化为浊热,所

以说"胃中苦浊"。

④阴被其寒:"阴"指足太阴脾经也,"阴被其寒"谓足太阴脾经受寒而生湿。

⑤懊恼:懊恼郁闷。

⑥靖言了了:"靖言"《千金方》《外台》作"静言","靖言了了"指语言不乱而无热象。

⑦心中如啖蒜齑状:心中好像吃了辛辣的蒜一样的难受,乃湿热熏灼胃中使然。

【原文】

★师曰:病黄疸,发热,烦喘,胸满,口燥者,以病发时,火劫其汗①,两热相得②,然黄家所得,从湿得之,一身尽发热而黄,肚热,热在里,当下之。

★脉沉,渴欲饮水,小便不利者,皆发黄。

★腹满,舌(身)痿黄③,躁不得睡,属黄家。

★黄疸之病,当以十八日为期④,治之十日以上瘥,反剧为难治。

★疸而渴者,其疸难治,疸而不渴者,其疸可治;发于阴部⑤,其人必呕;阳部⑥,其人振寒而发热也。

★谷疸之为病,寒热不食,食即头眩,心胸不安,久久发黄为谷疸,茵陈蒿汤主之。

茵陈蒿汤方

茵陈六两　栀子十四枚　大黄二两

上三味,以水一斗,先煮茵陈减六升,内二味,煮取三升,去滓,分温三服,小便当利,尿如皂角汁状,色正赤,一宿腹减,黄从小便去也。

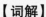

【词解】

①火劫其汗:谓用火法(包括熏法、熨法、烧针法等)强迫出汗。

②两热相得:指体内的热邪和火劫之热邪互相结合。

③舌痿黄:舌痿应作身痿,身体发黄而不明润。

④十八日为期:黄疸属于脾病,正黄属于土色,土无定位,寄旺于四季的末期各十八天,在此时期,脾气旺盛,能够协助正气,战胜病邪,所以黄疸应当以十八天作为痊愈的时期。

⑤阴部:指在里,在内部。

⑥阳部:指在表,在外部。

【原文】

★黄家,日晡所发热,而反恶寒,此为女劳得之;膀胱急,少腹满,身尽黄,额上黑,足下热,因作黑疸;其腹胀如水状,大便必黑,时溏,此女劳之病,非水也。腹满者难治,硝石矾石散主之。

硝石矾石散方

硝石　矾石(烧,等分)

上二味,为散,以大麦粥汁和服方寸匕,日三服,病随大小便去,小便正黄,大便正黑,是候也。

★酒黄疸,心中懊侬,或热痛,栀子大黄汤主之。

栀子大黄汤方

栀子十四枚　大黄一两　枳实五枚　豉一升

上四味,以水六升,煮取二升,分温三服。

★诸病黄家,但利其小便,假令脉浮,当以汗解之,宜桂枝加黄芪汤主之。(方见"水气病脉证并治第十四"。)

★诸黄,猪膏发煎主之。

猪膏发煎方

猪膏半斤　乱发如鸡子大三枚

上二味,和膏中煎之,发消药成,分再服,病从小便出。

★黄疸病,茵陈五苓散主之。

茵陈五苓散方

茵陈蒿末十分　五苓散五分(方见"痰饮咳嗽病脉证并治第十二")

上二物和,先食饮方寸匕,日三服。

【原文】

★黄疸腹满,小便不利而赤,自汗出,此为表和里实,当下之,宜大黄硝石汤。

大黄硝石汤方

大黄　黄柏　硝石各四两　栀子十五枚

上四味,以水六升,煮取二升,去滓,内硝,更煮取一升,顿服。

★黄疸病,小便色不变,欲自利,腹满而喘,不可除热[①],除热必哕。哕者,小半夏汤主之。(方见"痰饮咳嗽病脉证并治第十二"。)

★诸黄,腹痛而呕者,宜柴胡汤。(小柴胡汤方见"呕吐哕下利病脉证并治第十七"。)

★男子黄,小便自利,当与虚劳小建中汤②。(方见"血痹虚劳病脉证并治第十六"。)

附方

瓜蒂汤

治诸黄。

(方见"痉湿暍病脉证第二")

《千金方》麻黄醇酒汤

治黄疸。

麻黄三两

上一味,以美清酒五升,煮取二升半,顿服尽。冬月用酒,春月用水煮之。

【词解】

①除热:清除热邪。

②虚劳小建中汤:即治疗虚劳症的小建中汤。

本篇概要

本篇是论述黄疸病的病因证候和治法。同时将黄疸病分为谷疸、酒疸和女劳疸。根据《灵枢·经脉》足太阴脾经和足少阴肾经所主病的理论,把谷疸、酒疸归属于脾,女劳疸归属于肾。如《灵枢·经脉》云:"脾足太阴之脉,是主脾所生病者,食不下,烦心,黄疸。"又云"肾足少阴之脉,是主肾所生病者,口热,烦心,黄疸。"谷疸的成因是由于"谷气不消,胃中苦浊,浊气下流";酒疸是由于饮酒过多;女劳疸是由于肾虚而热所致。

谷疸的主证是"寒热不食,食则头眩";酒疸的主证是"心中懊侬而热,时欲吐";女劳疸的主证是"日晡所发热,膀胱急,额上黑,大便黑"。

关于治疗方面,篇中将黄疸分为虚证和实证,属于实证的是阳明瘀热,即后人所说的阳黄,治疗时宜攻下湿热;属于虚证的是太阴寒湿,即后人所说的阴黄,治疗时宜温中化湿。至于女劳疸的治法,本篇举出硝石矾石散,该方的作用系消瘀逐浊,故只宜治疗因瘀血而成之实证,女劳疸之虚证则不宜用。

◎**助忆歌诀**

谷疸酒疸太阳当,女劳少阴有虚热,

阳黄湿热当攻下,阴黄寒湿温化良。

方证解析

阳明瘀热而成谷疸,以茵陈蒿汤攻下湿热,由茵陈、栀子、大黄组成。

女劳疸因瘀血而致之实证,以硝石矾石散消瘀逐浊,由硝石、矾石组成。

酒疸胃中热甚,心中懊侬,以栀子大黄汤清除湿热,由栀子、大黄、枳实、香豉组成。

黄疸不湿血瘀而燥,以猪膏发煎润燥消瘀,由猪膏、乱发组成。

黄疸病有表里证者,以茵陈五苓散两解表里,由茵陈、五

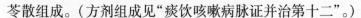

苓散组成。(方剂组成见"痰饮咳嗽病脉证并治第十二"。)

黄疸病脉浮有表证者,以桂枝加黄芪汤调和营卫解肌。(方剂组成见"水气病脉证并治第十四"。)

黄疸病表和里实腹部胀满,以大黄硝石汤荡涤湿热,由大黄、硝石、栀子、黄柏组成。

黄疸病误治后哕者,以小半夏汤温胃止哕。(方剂组成见"痰饮咳嗽病脉证并治第十二"。)

黄疸病因肝邪犯胃,腹痛而呕吐的,以小柴胡汤散邪气止痛呕。(方剂组成见"疟病脉证并治第四"。)

由虚劳而生虚热,由虚热而成虚黄病者,以小建中汤和阴阳调气血。(方剂组成见"血痹虚劳病脉证并治第六"。)

黄疸病水饮邪热在膈上者,以瓜蒂汤吐之,即《素问·阴阳应象大论》中所云"其高者因而越之"之意。(方剂组成见"痉湿暍脉证第二"。)

湿热在表,郁而发黄,以千金麻黄醇酒汤解表发汗,邪从外解,由麻黄、醇酒组成。

◎方剂歌诀

茵陈蒿汤谷疸尝,茵陈栀子入大黄,
女劳硝石矾石散,瘀血实证始可当,
酒疸栀子大黄汤,枳实香豉除湿热,
血瘀而燥黄疸病,猪膏发煎服之良,
茵陈五苓解表里,脉浮桂枝加芪汤,
大黄硝石汤栀柏,表和里实腹满胀,
黄疸误治小半夏,腹痛而呕柴胡汤,
虚劳虚热成虚黄,小建中汤服无恙,
诸黄膈热瓜蒂汤,千金麻黄醇酒方。

惊悸吐衄下血胸满瘀血病脉证治第十六

（脉证十二条　方五首）

【原文】

★寸口脉动而弱,动即为惊,弱则为悸。

★师曰:尺脉浮,目睛晕黄①,衄未止,晕黄去,目睛慧了②,知衄今止。

★又曰:从春至夏衄者太阳,从秋至冬衄者阳明。

★衄家不可汗,汗出必额上陷③,脉紧急,直视不能眴④,不得眠。

★病人面无血色,无寒热,脉沉弦者,衄;浮弱,手按之绝者,下血;烦咳者,必吐血。

★夫吐血,咳逆上气,其脉数,而有热,不得卧者,死。

★夫酒客咳者,必致吐血,此因极饮过度所致也。

★寸口脉弦而大,弦则为减,大则为芤,减则为寒,芤则为虚,寒虚相击,此名曰革,妇人则半产漏下,男子则亡血。

★亡血不可发其表,汗出则寒栗而振。

★病人胸满(懑),唇痿⑤,舌青⑥,口燥,但欲漱水,不欲咽,无寒热,脉微大来迟,腹不满(懑),其人言我满(懑)为有瘀血。

★病者如热状,烦满(懑),口干燥而渴,其脉反无热,此为阴伏⑦,是瘀血也。当下之。

【词解】

①目睛晕黄:眼睛昏晕而发黄。

②目睛慧了:眼睛视物很清晰。

③额上陷:额上两旁动脉,因重伤阴液,而下陷不起。

④眴:眼睛珠转动。

⑤唇痿:口唇色枯而不泽。

⑥舌青:舌上有紫斑。

⑦阴状:热伏于阴乃为瘀血。

【原文】

★火邪者,桂枝去芍药加蜀漆牡蛎龙骨救逆汤主之。

桂枝去芍药加蜀漆牡蛎龙骨救逆汤方

(桂枝救逆汤方)

桂枝三两　甘草二两　生姜三两　大枣十二枚
蜀漆三两(去腥)　牡蛎五两(熬)　龙骨四两
上为末,以水一斗二升,先煮蜀漆,减二升,内诸药,煮取三升,去滓,温服一升。

★心下悸者,半夏麻黄丸主之。

半夏麻黄丸方

半夏　麻黄各等分
上二味,末之,炼蜜为丸,小豆大,饮服三丸,日三服。

★吐血不止者,柏叶汤主之。

柏叶汤方

柏叶　干姜各三两　艾三把
上三味,以水五升,煮马通汁一升,合煮,取一升,分温再服。

★下血,先便后血,此远血也,黄土汤主之。下血,先血后便,此近血也,赤小豆当归散主之。(方见"百合狐惑阴阳毒病证治第三"。)

黄土汤方

(亦主吐血衄血)
甘草　干地黄　白术　附子　阿胶　黄芩各三两
灶中黄土半斤
上七味,以水八升,煮取三升,分温二服。

★心气不足,吐血衄血,泻心汤主之。("不足"两字《千金方》作心虚,不定。)

泻心汤方

(亦治霍乱)
大黄二两　黄连　黄芩各一两
上三味,以水三升,煮取一升,顿服之。

 本篇概要

惊与悸每多连称,但临床症状各有不同。一般说,有所触而动曰惊,无所触而动曰悸,故惊之证来之于外,悸之证因体弱而生之于内。

本篇尚着重论述包括吐血、衄血、下血、瘀血在内的血证,至于胸满(懑)乃瘀血证中之偶然见证。

血证在治疗方面,宜温宜寒各有法度。如吐血证,即有柏叶汤的温法和泻心汤的清法;又如便血证,也有黄土汤的温法和赤小豆当归散的清法。

◎ 助忆歌诀

惊从外来悸内弱，胸满乃因瘀血殃，
吐衄下血瘀血证，宜温宜清各有方。

方证解析

由于火劫而受热邪的火逆证，以桂枝救逆汤散邪行血，救逆安神，由桂枝、甘草、龙骨、牡蛎、蜀漆、大枣、生姜组成。

水饮内停，心阳被郁，心下悸动者，以半夏麻黄丸降逆、消饮、宣阳，由半夏、麻黄组成。

由于阳虚寒甚吐血不止者，以柏叶汤温阳泄热，由柏叶、艾叶、干姜、马通汁组成。

下血，先便后血之远血属于虚寒者，以黄土汤温脾止血，由灶中黄土、白术、附子、甘草、阿胶、黄芩、地黄组成。

下血，先血后便之近血属于湿热者，以赤小豆当归散清热除湿止血。（方剂组成见"百合狐惑阴阳毒病证治第三"。）

因心气不足，阳邪独元，而吐血衄血者，以泻心汤清泄实热止血，由大黄、黄芩、黄连组成。

◎ 方剂歌诀

火逆桂枝救逆汤，甘草龙牡漆枣姜，
水饮内停心下悸，半夏麻黄宣其阳，
吐血不止柏叶汤，艾叶干姜马通合，
远血虚寒黄土方，术附草胶芩地黄，
近血赤豆当归散，既除湿分且清热，
吐衄泻心大芩连，心气不足阳独元。

呕吐哕下利病脉证治第十七

（论一首　脉证二十七条　方二十三首）

【原文】

★夫呕家,有痈脓,不可治呕,脓尽自愈。

★先呕却渴者,此为欲解;先渴却呕者,为水停心下,此属饮家;呕家本渴,今反不渴者,以心下有支饮故也,此属支饮。

★问曰:病人脉数,数为热,当消谷引食,而反吐者,何也?师曰:以发其汗,令阳微,膈气虚①,脉乃数,数为客热,不能消谷,胃中虚冷故也,脉弦者虚也,胃气无余,朝食暮吐,变为胃反,寒在于上,医反下之,今脉反弦,故名曰虚。

★寸口脉微而数,微则无气,无气则荣虚,荣虚则血不足,血不足则胸中冷。

★趺阳脉浮而涩,浮则为虚,涩则伤脾,脾伤则不磨,朝食暮吐,暮食朝吐,宿谷不化,名曰胃反,脉紧而涩,其病难治。

★病人欲吐者,不可下之。

★哕而腹满(懑),视其前后②,知何部不利,利之即愈。

【词解】

①膈气虚:指正气虚。

②前后:前指小便,后指大便。

【原文】

★呕而胸满者,茱萸汤主之。

★干呕,吐涎沫,头痛者,茱萸汤主之。

茱萸汤方

吴茱萸一升　人参三两　生姜六两　大枣十二枚

上四味,以水五升,煮取三升,温服七合,日三服。

★呕而肠鸣,心下痞者,半夏泻心汤主之。

半夏泻心汤方

半夏半斤(洗)　黄芩　干姜　人参各三两　黄连一两
大枣十二枚　甘草三两(炙)

上七味,以水一斗,煮取六升,去滓,再煮取三升,温服一
升,日三服。

★干呕而利者,黄芩加半夏生姜汤主之。

黄芩加半夏生姜汤方

黄芩三两　甘草三两(炙)　芍药二两　半夏半升　生
姜三两　大枣十二枚

上六味,以水一斗,煮取三升,去滓,温服一升,日再,夜
一服。

★诸呕吐,谷不得下者,小半夏汤主之。(方见"痰饮咳嗽病
脉证并治第十二"。)

★呕吐而病在膈上,后思水者,解,急与之,思水者,猪苓
散主之。

猪苓散方

猪苓　茯苓　白术各等分

上三味,杵为散,饮服方寸匕,日三服。

★呕而脉弱,小便复利,身有微热,见厥者,难治,四逆汤主之。

四逆汤方

附子一枚(生用)　干姜一两半　甘草二两(炙)

上三味,以水三升,煮取一升二合,去滓,分温再服,强人可大附子一枚,干姜三两。

【原文】
★呕而发热者,小柴胡汤主之。

小柴胡汤方

柴胡半斤　黄芩三两　人参三两　甘草三两　半夏半升　生姜三两　大枣十二枚

上七味,以水一斗二升,煮取六升,去滓,再煮取三升,温服一升,日三服。

★胃反呕吐者,大半夏汤主之。

大半夏汤方

半夏二升(洗完用)　人参三两　白蜜一升

上三味,以水一斗二升,和蜜扬之二百四十遍,煮药取二升半,温服一升,余分再服。

★食已即吐者,大黄甘草汤主之。

大黄甘草汤方

大黄四两　甘草一两

上二味,以水三升,煮取一升,分温再服。

★胃反吐而渴,欲饮水者,茯苓泽泻汤主之。

茯苓泽泻汤方

茯苓半斤　泽泻四两　甘草二两　桂枝二两　白术三两　生姜四两

上六味,以水一斗,煮取三升,内泽泻,再煮取二升半,温服八合,日三服。

★吐后渴欲得水而贪饮者,文蛤汤主之,兼主微风,脉紧,头痛。

文蛤汤方

文蛤五两　麻黄　甘草　生姜各三两　石膏五两　杏仁五十个　大枣十二枚

上七味,以水六升,煮取二升,温服一升,汗出即愈。

【原文】

★干呕吐逆,吐涎沫,半夏干姜散主之。

半夏干姜散方

半夏　干姜等分

上二味,杵为散,取方寸匕,浆水一升半,煎取七合,顿服之。

★病人胸中似喘不喘,似呕不呕,似哕不哕,彻心中愦愦然无奈者^①,生姜半夏汤主之。

生姜半夏汤方

半夏半升　生姜汁一升

上二味,以水三升,煮半夏,取二升,内生姜汁,煮取一升半,小冷,分四服,日三,夜一服;止,停后服。

★干呕哕,若手足厥者,橘皮汤主之。

橘皮汤方

橘皮四两　生姜半斤

上二味,以水七升,煮取三升,温服一升,下咽即愈。

★哕逆者,橘皮竹茹汤主之。

橘皮竹茹汤方

橘皮二斤　竹茹二升　大枣三十枚　生姜半斤　甘草五两　人参一两

上六味,以水一斗,煮取三升,温服一升,日三服。

【词解】

①彻心中愦愦然无奈者:心胸中有烦闷愦乱无可奈何之感。

【原文】

★夫六府气^①绝于外者,手足寒,上气脚缩;五脏气^②绝于内者,利不禁;下甚者,手足不仁。

★下利,脉沉弦者下重,脉大者为未止,脉微弱数者为欲自止,虽发热不死。

★下利,手足厥冷,无脉者,灸之不温;若脉不还,反微喘者,死;少阴负趺阳者^③,为顺也。

★下利,有微热而渴;脉弱者,今自愈。

★下利,脉数,有微热汗出,今自愈,设脉紧,为未解。

★下利,脉数而渴者,今自愈;设不差,必清^④脓血,以有热故也。

★下利,脉反弦,发热,身汗者,自愈。

★下利气者^⑤,当利其小便。

★下利,寸脉反浮数,尺中自涩者,必清脓血。

★下利清谷,不可攻其表,汗出必胀满(溏)。

★下利脉沉而迟,其人面少赤,身有微热,下利清谷者,必郁冒^⑥,汗出而解,病人必微厥,所以然者,其面戴阳^⑦,下虚故也。

★下利后脉绝,手足厥冷,晬时^⑧脉还,手足温者生,脉不还者死。

【词解】

①六府气:府,古时同"腑"。六府主阳主表,"六府气"即卫外之阳气。

②五脏气:五脏主阴主里,"五脏气"即守内之阴气。

③少阴负趺阳者:即足少阴肾经之脉不及足阳明胃经之趺阳脉强。

④清:同圊字,即大便。

⑤下利气:下利而矢气。

⑥郁冒:头眩目晕,昏蒙不清。

⑦戴阳:面部少赤,乃阴寒内盛,虚阳上越之象。

⑧晬时:一昼夜时间。

【原文】

★下利腹胀满,身体疼痛者,先温其里,乃攻其表,温里宜四逆汤,攻表宜桂枝汤。

四逆汤方

(方见上)

桂枝汤方

桂枝三两(去皮)　芍药三两　甘草二两(炙)　生姜三两　大枣十二枚

上五味,哎咀,以水七升,微水煮取三升,去滓,适寒温服一升,取已,须臾,啜稀粥一升,以助药力,温覆,令一时许,遍身漐漐似有汗者益佳,不可令如水淋漓。若一服汗出病差,停后服。

★下利,三部脉皆平①,按之心下坚者,急下之,宜大承气汤。

★下利,脉迟而滑者,实也。利未欲止,急下之,宜大承气汤。

★下利,脉反滑者,当有所去②;下乃愈,宜大承气汤。

★下利已差,至其年月日时复发者,以病不尽故也,当下之,宜大承气汤。

★下利谵语者,有燥屎也,小承气汤主之。

小承气汤方

大黄四两　厚朴二两(炙)　枳实大者三枚(炙)

上三味,以水四升,煮取一升三合,去滓,分温二服,得利则止。

139

★下利,便脓血者,桃花汤主之。

桃花汤方

赤石脂一斤(一半剉,一半筛末) 干姜一两 粳米一升
上三味,以水七升,煮米令熟,去滓,温服七合,内赤石脂
末方寸匕,日三服,若一服愈,余勿服。

★热利下重者,白头翁汤主之。

白头翁汤方

白头翁二两 黄连 黄柏 秦皮各三两
上四味,以水七升,煮取二升,去滓,温服一升,不愈
更服。

【词解】
①三部脉皆平:寸、关、尺三部脉都正常。
②当有所去:应当攻下所停积滞。

【原文】
★下利后更烦,按之心下濡者,为虚烦也,栀子豉汤
主之。

栀子豉汤方

栀子十四枚 香豉四合(绵裹)
上二味,以水四升,先煮栀子,得二升半,内豉,煮取一升
半,去滓,分二服,温进一服,得吐则止。

★下利清谷,里寒外热,汗出而厥者,通脉四逆汤主之。

通脉四逆汤方

附子大者一枚(生用) 干姜三两(强人可四两) 甘草二两(炙)

上三味,以水三升,煮取一升二合,去滓,分温再服。

★下利,肺痛①,紫参汤主之。

紫参汤方

紫参半升 甘草三两

上二味,以水五升,先煮紫参,取二升,内甘草,煮取一升半,分温三服。(疑非仲景方。)

★气利,诃梨勒散主之。

诃梨勒散方

诃梨勒 十枚(煨)

上一味,为散,粥饮和,顿服。(疑非仲景方。)

附方

《千金翼》小承气汤

治大便不通,哕,数谵语。(方见上。)

《外台》黄芩汤

治干呕下利。

黄芩 人参 干姜各三两 桂枝一两 大枣十二枚

半夏半升

上六味,以水七升,煮取三升,温分三服。

【词解】

①肺痛:应作"腹痛"。

 本篇概要

呕、吐、哕和下利四种病证,皆因脾胃损伤患得,所以归纳在一起论述。

呕与吐,二者在症状上有所不同,如《医宗金鉴》云:"有声有物谓之呕,有物无声谓之吐"。但在习惯上,呕吐两证往往相提并论。哕即呃逆,乃无物有声。本篇所论下利,包括痢疾和泄泻。

在审因论治方面,首先要辨明属虚、属实、属寒、属热。因而在治疗上,就有清热除湿,通利大便和补虚温阳等不同方法。如呕吐属于虚寒者,以茱萸汤降逆补虚温阳;呕吐属于积热者,以大黄甘草汤清热利便。寒气呕哕以橘皮汤降逆温阳,虚热哕逆以橘皮竹茹汤补虚清热。下利属于湿热者,以白头翁汤清热除湿,下利属于虚寒者,以桃花汤温阳固脱。

◎ 助忆歌诀

呕吐哕利脾胃伤,先辨虚实与寒热,

清热除湿利大便,补虚温阳乃其方。

方证解析

虚寒呕吐,以茱萸汤驱寒降逆,温阳补虚,由吴茱萸、人参、大枣、生姜组成。

寒热交错,心下痞满,以半夏泻心汤降逆止呕补中,由半夏、人参、甘草、黄芩、黄连、大枣、干姜组成。

肠热下利而干呕,以黄芩加半夏生姜汤清热和中,降逆止呕,由黄芩、半夏、生姜、甘草、大枣、白芍组成。

停饮膈上而引起呕吐者,以猪苓散健脾逐水,由猪苓、茯苓、白术组成。

阳虚呕吐而见四肢厥逆者,以四逆汤安胃、温中、止逆,由干姜、甘草、附子组成。

呕吐属于少阳证者,以小柴胡汤和解枢机。(方剂组成见"疟病脉证并治第四"。)

胃热食已即吐者,以大黄甘草汤泄热通便,由大黄、甘草组成。

胃虚而呕吐者,以大半夏汤安中补虚,由半夏、人参、白蜜组成。

胃有停饮而吐渴者,以茯苓泽泻汤健脾利水,通阳散饮,由茯苓、泽泻、桂枝、甘草、白术、生姜组成。

呕吐而兼有表证者,以文蛤汤清热祛风解表,由文蛤、石膏、甘草、生姜、大枣、杏仁、麻黄组成。

胃中虚寒,呕吐涎沫,以半夏干姜散温中降逆平呕,由半夏、干姜组成。

寒饮积于胸中,以生姜半夏汤散结祛痰,由生姜、半夏组成。

胃寒气逆,呕哕厥逆以橘皮汤通阳行气,降逆止哕,由橘皮、生姜组成。

胃中虚热哕逆者,以橘皮竹茹汤和胃降逆,由橘皮、竹茹、人参、甘草、生姜、大枣组成。

下利腹胀满,为里有虚寒;身体疼痛,乃外有表证;因里证虚寒为急,故先用四逆汤以温中回阳,(方剂组成见本篇。)然后以桂枝汤解其表邪。(方剂组成见"痉湿暍病脉证第二"。)

下利滑脉,是乃实证,以大承气汤急下逐实,推陈致新。(方剂组成见"痉湿暍病脉证第二"。)

下利谵语,必有燥屎,以小承气汤通便泄热。由大黄、枳实、厚朴组成。

虚寒下利便脓血者,以桃花汤温中固脱,由赤石脂、粳米、干姜组成。

热利下重者,以白头翁汤清热除湿,由白头翁、黄连、黄柏、秦皮组成。

下利后虚烦心下濡者,以栀子豉汤化浊开郁除烦,由栀子、香豉组成。

下利清谷,汗出而厥者,以通脉四逆汤温经回阳,由附子、甘草、干姜组成。

下利腹痛,用紫参汤去瘀清热和中,由紫参、甘草组成。

虚寒下利而矢气者,以诃梨勒散温涩固肠,由诃梨勒组成。

干呕下利,以《外台》黄芩汤温中益气,降逆止利,由黄芩、人参、桂枝、半夏、大枣、干姜组成。

◎方剂歌诀

虚寒而呕<u>茱萸汤</u>,人参大枣生姜尝,

<u>半夏泻心</u>心下痞,参草芩连枣干姜,

呕吐<u>黄芩加夏姜</u>,甘草大枣并白芍,

<u>猪苓散</u>中茯苓术,膈上停饮呕吐渴,

呕吐见厥<u>四逆汤</u>,干姜甘草附子强,

少阳呕吐<u>小柴胡</u>，热呕<u>大黄甘草汤</u>，
胃反虚呕<u>大半夏</u>，半夏人参白蜜扬，
吐渴<u>茯苓泽泻方</u>，桂草术姜效功长，
表证呕吐<u>文蛤汤</u>，石甘姜枣杏麻黄，
干呕<u>半夏干姜散</u>，胃中虚寒吐逆尝，
<u>生姜半夏</u>理寒饮，寒哕<u>橘皮汤</u>生姜，
哕逆橘皮竹茹汤，参草姜枣清虚热，
下利身疼腹胀满，先里后表乃其纲，
温里急用<u>四逆汤</u>，解表宜服<u>桂枝</u>方，
下利脉滑<u>大承气</u>，谵语小承黄枳朴，
久利固脱<u>桃花汤</u>，石脂粳米干姜著，
<u>白头翁汤</u>除热利，黄连黄柏秦皮合，
利后虚烦心下濡，<u>栀子豉汤</u>解郁热，
<u>通脉四逆</u>利且厥，附子甘草干姜当，
利痛<u>紫参汤</u>甘草，<u>诃梨勒散</u>气利良，
呕利<u>外台黄芩汤</u>，参桂半夏枣干姜。

疮痈肠痈浸淫病脉证并治第十八

（论一首　脉证三条　方六首）

【原文】

★诸浮数脉,应当发热,而反洒淅恶寒,若有痛处,当发其痛。师曰:诸痈肿,欲知有脓无脓,以手掩肿上,热者为有脓,不热者为无脓。

★肠痈之为病,其身甲错、腹皮急,按之濡如肿状,腹无积聚,身无热,脉数,此为肠内有痈脓,薏苡附子败酱散主之。

薏苡附子败酱散方

薏苡仁十分　附子二分　败酱五分

上三味,杵为末,取方寸匕,以水二升,煎减半,顿服,小便当下。

★肠痈者,少腹肿痞,按之即痛,如淋,小便自调,时时发热,自汗出,复恶寒;其脉迟紧者,脓未成,可下之,当有血;脉洪数者,脓已成,不可下也,大黄牡丹皮汤主之。

大黄牡丹皮汤方

大黄四两　牡丹皮一两　桃仁五十个　瓜子半升　芒硝三合

上五味,以水六升,煮取一升,去滓,内芒硝,再煎沸,顿服之。有脓,当下;如无脓,当下血。

★问曰:寸口脉浮微而涩,然当亡血,若汗出,设不汗者云何?答曰:若身有疮,被刀斧所伤,亡血故也。

【原文】

★病金疮①,王不留行散主之。

王不留行散方

王不留行十分(八月八日采)　蒴藋细叶七分(七月七日采)

桑东南根白皮十分(三月三日采)　甘草十八分　川椒三分(除目及闭口,去汗)

黄芩二分　干姜二分　芍药二分　厚朴二分

上九味,桑根皮以上三味烧灰存性,勿令灰过,各别杵筛,合治之为散,服方寸匕,小疮即粉之,大疮但服之,产后亦可服。如风寒,桑东根勿取之。前三物皆阴干百日。

排脓散方

枳实十六枚　芍药六分　桔梗二分

上三味,杵为散,取鸡子黄一枚,以药散与鸡黄相等,揉和令相得,饮和服之,日一服。

排脓汤方

甘草二两　桔梗三两　生姜一两　大枣十枚

上四味,以水三升,煮取一升,温服五合,日再服。

★浸淫疮②,从口流向四肢者可治;从四肢流来入口者不可治③。

★浸淫疮,黄连粉主之。方未见

【词解】

①疮:古作创,这里指的是金创。

②浸淫疮:就是蔓延侵溃的皮肤湿疮。

③不可治:不是说不可以治疗,而是很难治的意思。

 本篇概要

本篇论述金疮、痈、肠痈及浸淫疮四种病症,因均系外科疾患,故归纳为一篇。

关于金疮,本篇有方无论。

浸淫疮早在《内经》中已有记载,如《素问·玉机真脏论》曰:"夏脉太过,则令人身热肤痛而为浸淫。"本篇着重指出:从口流向四肢者可治,从四肢流来入口者不可治,我们可以体会到,体表疾病的传变,一般是向外的为吉,为可治,入里的为凶,为不可治。

关于痈,在《内经》中也有详细的论述。如《灵枢经·痈疽》云:"营卫稽留于经脉之中,则血泣而不行,不行则卫气从之而不通,壅遏而不得行,故热,大热不止,热胜则肉腐,肉腐则为脓,然不能陷,骨髓不为焦枯,五脏不为伤,故命曰痈。"痈分内痈和外痈两种,临证时不但应辨明属急、属慢、属阴、属阳,更应分清有脓和无脓,然后对证施治。

◎助忆歌诀

内痈外痈分痈疮,属急属慢属阴阳。

有脓无脓更宜辨,浸淫疮口察凶祥。

方证解析

肠痈属于慢性而脓已成者,以薏苡附子败酱散行滞排脓,由薏苡仁、附子、败酱组成。

肠痈属于急性而脓未成者,以大黄牡丹皮汤活血逐瘀,由大黄、牡丹皮、芒硝、瓜子、桃仁组成。

为刀斧所伤而引起的金疮,以王不留行散行气血,和阴阳。大疮但内服,小疮即粉之,王不留行散由王不留行、桑白皮、黄芩、甘草、干姜、厚朴、川椒、芍药、蒴藋叶组成。

疮痈将成而未成,以排脓散活血利气,排脓化毒,由枳实、桔梗、芍药为散与鸡子黄揉和令相得。

疮痈脓已成和脓未成,均可服排脓汤以行气血,和营卫,由甘草、桔梗、生姜、大枣组成。浸淫疮以黄连粉主之。方剂未见。

◎ 助忆歌诀

◎ 方剂歌诀

肠痈脓成身无热,薏苡附子败酱方,

大黄牡丹汤芒硝,瓜子桃仁无脓尝,

王不留行疗金疮,桑皮芩草干姜朴,

川椒芍药蒴藋叶,大疮但服粉小疮,

排脓散中枳桔芍,揉令相得鸡子黄,

甘桔姜枣排脓汤,黄连粉主浸淫疮。

趺蹶手指臂肿转筋阴狐疝蛔虫病脉证治第十九

【原文】

★师曰：病趺蹶①，其人但能前，不能却，刺腨②入二寸，此太阳经伤也。

★病人，常以手指臂肿动，此人身体𣊓𣊓③者，藜芦甘草汤主之。

藜芦甘草汤方

(未见)

★转筋④之为病，其人臂脚直，脉上下行，微弦，转筋入腹⑤者，鸡屎白散主之。

鸡屎白散方

鸡屎白
上一味，为散，取方寸匕，以水六合，和，温服。

★阴狐疝⑥气者，偏有小大，时时上下，蜘蛛散主之。

蜘蛛散方

蜘蛛十四枚(焦)　桂枝半两
上二味，为散，取八分一匕，饮和服，日再服，蜜丸亦可。

【词解】

①趺蹶:趺是足背,蹶是僵直的意思。

②腨:即腓肠,就是小腿肚。

③身体瞤瞤:全身肌肉跳动。

④转筋:一种手足拘挛的疾病,下肢转筋,就是腓肠肌痉挛。

⑤转筋入腹:痉痛自两腿牵引少腹亦疼。

⑥狐疝:狐系阴兽,善变化而藏,以此形容疝气之上下出入无时也。

【原文】

★问曰:(病)腹痛有虫,其脉何以别之? 师曰:腹中痛,其脉当沉,若弦,反洪大,故有蛔虫。

★蛔虫之为病,令人吐涎,心痛①,发作有时,毒药不止,甘草粉蜜汤主之。

甘草粉蜜汤方

甘草二两　粉一两　　蜜四两

上三味,以水三升,先煮甘草,取二升,去滓,内粉、蜜,搅令和,煎如薄粥,温服一升,差即止。

★蛔厥者,当吐蛔,令病者静而复时烦,此为脏寒。蛔上入膈,故烦,须臾复止,得食而呕又烦者,蛔闻食臭出,其人当自吐蛔。

★蛔厥者,乌梅丸主之。

乌梅丸方

乌梅三百枚　细辛六两　干姜十两　黄连一斤　附子

六两(炮)

当归四两　桂枝六两　人参六两　黄柏六两　川椒四两(去汗)

上十味,异捣筛,合治之,以苦酒渍乌梅一宿,去核,蒸之五升米下,饭熟,捣成泥,和药令相得,内臼中,与蜜杵二千下,丸如梧子大,先食饮服十丸,日三服,稍加至二十丸,禁生冷滑臭等物。

【词解】
①心痛:心腹部疼痛。

本篇概要

本篇内容包括趺蹶、手指臂肿、转筋、阴狐疝和蛔虫等五种病证,虽然各证的论述比较简略,但在论证上各有重点。

趺蹶病的主证是"其人但能前,不能却",此乃太阳经损伤之故也。《灵枢·经脉》云:"膀胱足太阳之脉……下合腘中,以下贯踹内,出外踝之后,循京骨,至小指外侧。"故治疗时宜"刺腨入二寸"。

手指臂肿系湿痰凝滞,"身体瞤瞤者"乃因风湿痰涎走窜,故以藜芦甘草汤除湿驱风。

转筋病由于风冷寒邪侵袭,故"其人臂脚直"。《素问·至真要大论》云:"诸暴强直,皆属于风。"脉"微弦"乃肝木横克脾土之象。"转筋入腹"系热邪乘虚上行,故以鸡屎白散消积下气,清热通便。

狐疝,乃足厥阴经感受寒湿引起,《灵枢·经脉》曰:"肝足厥阴之脉……循股阴,入毛中,过阴器,抵小腹……是主肝所生病者……狐疝。"以蜘蛛散开泄结气,逐散寒湿。

蛔虫病的脉因证治论之较详。把腹痛有虫之洪大脉与一般腹中痛之沉或弦脉做了鉴别,同时以甘草粉蜜汤和胃杀虫治疗蛔痛,以乌梅丸温胃安蛔治疗蛔厥。

◎助忆歌诀

太阳经伤趺蹶病,针刺腨肠入二寸,

手指臂肿转筋疝,蛔病方论较详尽。

 方证解析

手指臂肿因湿痰凝滞而引起者,以藜芦甘草汤吐风痰除湿邪。(方剂组成未见。)

风冷邪侵致成转筋,以鸡屎白散消积下气,清热通便,由鸡屎白组成。

寒湿侵袭发为狐疝,以蜘蛛散泄结气,逐寒湿,由蜘蛛、桂枝组成。

蛔虫病,吐涎心痛,以甘草粉蜜汤和胃杀虫,由甘草、粉、蜜煎组成。

蛔厥者,以乌梅丸温胃安蛔,由乌梅、生姜、细辛、桂枝、附子、黄连、黄柏、当归、川椒、人参组成。

◎助忆歌诀

藜芦甘草手臂肿,鸡屎白散治转筋,

阴狐疝病蜘蛛散,蜘蛛煎焦桂枝用,

蛔痛甘草粉蜜汤,煎如薄粥服之宁,

蛔厥乌梅用姜辛,桂附连柏归椒参。

妇人妊娠病脉证并治第二十

【原文】

★师曰:妇人得平脉①,阴脉②小弱,其人渴,不能食,无寒热,名妊娠,桂枝汤主之。(方见"呕吐哕下利病脉证治第十七"。)于法六十日,当有此证,设有医治逆者,却一月加吐下者,则绝之。

★妇人宿有癥③病,经断未及三月,而得漏下不止,胎动在脐上者,为癥痼害。妊娠六月动者,前三月经水利时胎也。下血者,后断三月衃④也。所以血不止者,其癥不去故也。当下其癥,桂枝茯苓丸主之。

桂枝茯苓丸方

桂枝　茯苓　牡丹(去心)　桃仁(去皮尖,熬)　芍药各等分

上五味,末之,炼蜜和丸,如兔屎大,每日食前服一丸,不知,加至三丸。

★妇人怀娠六七月,脉弦,发热,其胎愈胀,腹痛,恶寒者,少腹如扇⑤,所以然者,子脏开故也,当以附子汤温其脏。(方未见。)

★妇人有漏下者,有半产后因续下血都不绝者,有妊娠下血者,假令妊娠腹中痛,是为胞阻,胶艾汤主之。

胶艾汤方

(一方加干姜一两,治妇人,胞动无干姜)

芎䓖 阿胶 甘草各二两 艾叶 当归各三两 芍药四两 干地黄六两

上七味,以水五升,清酒三升,合煮取三升,去滓,内胶,令消尽,温服一升,日三服,不差,更作。

★妇人怀娠,腹中疗痛⑥,当归芍药散主之。

当归芍药散方

当归三两 芍药一斤 茯苓四两 白术四两 泽泻半斤 芎䓖三两

上六味,杵为散,取方寸匕,酒和,日三服。

【词解】
①平脉:和平无病之脉。
②阴脉:指尺脉而言。
③癥:病名,是腹内瘀血成积块的病。
④虾:即瘀血块。
⑤少腹如扇:少腹有如扇风样的冷感。
⑥疗痛:绵绵不断的疼痛。

【原文】
★妊娠,呕吐不止,干姜人参半夏丸主之。

干姜人参半夏丸方

干姜 人参各一两 半夏二两
上三味,末之,以生姜汁糊为丸,如梧子大,饮服十丸,日三服。

★妊娠,小便难,饮食如故,当归贝母苦参丸主之。

当归贝母苦参丸方

(男子加滑石半两)

当归　贝母　苦参各四两

上三味,末之,炼蜜丸如小豆大,饮服三丸,加至十丸。

★妊娠,有水气,身重,小便不利,洒淅恶寒,起即头眩,葵子茯苓散主之。

葵子茯苓散方

葵子一斤　茯苓三两

上二味,杵为散,饮服方寸匕,日三服,小便利则愈。

★妇人妊娠,宜常服当归散主之。

当归散方

当归　黄芩　芍药　芎䓖各一斤　白术半斤

上五味,杵为散,酒饮服方寸匕,日再服,妊娠常服即易产,胎无疾苦,产后百病悉主之。

★妊娠养胎,白术散主之。

白术散方

(见《外台》)

白术　芎䓖　各四分　蜀椒三分(去汗)　牡蛎二分

上四味,杵为散,酒服一钱匕,日三服,夜一服。但苦痛,加芍药;心下毒痛,倍芎䓖;心烦吐痛,不能食饮,加细辛一两,半夏大者二十枚;服之后,更以醋浆水服之;若吐,以醋浆水服之复不解者,小麦汁服之;已后渴者,大麦粥服之,病虽愈,服之勿置。

★妇人伤胎,怀身腹满,不得小便,从腰以下重,如有水气状,怀身七月,太阴当养不养,此心气实,当刺泻劳宫及关元,小便微利则愈。(见《金匮玉函经》。)

本篇概要

本篇专论妇人妊娠斯诸病的证候治法。关于养胎方法,篇中甚为重视,所谓养胎即在于去病,因为病去即可以安胎,所以在治疗时,首先应详加辨证。如白术散以去寒燥湿之法而养胎,而当归散却以补血清热之法而养胎。

腹痛和下血,亦是妊娠期间常见的病证,一般多系冲任脉虚,阴气不能内守所致,故以胶艾汤养阴补血;如系阴血不足,兼有水气与肝气者,则以当归芍药散养血利湿疏肝。

此外,妊娠呕吐不止而属于虚寒者,以干姜半夏人参丸补中祛寒止呕。小便难因气结成燥热郁下焦者,以当归贝母苦参丸养血润燥清热利湿;小便难因水气内阻者,以葵子茯苓散通窍利水。

◎助忆歌诀

养胎先辨温与寒,次辨血虚效如仙,
腹痛下血冲任虚,呕吐便难宜详辨。

方证解析

妇人宿有癥病,妊娠后下血者,以桂枝茯苓丸破积消癥,养血益气,由桂枝、茯苓、丹皮、桃仁、芍药组成。

怀孕后阳虚恶寒的腹痛,以附子汤温中散寒。方剂组成未见。

怀孕后冲任脉虚下血腹痛是为胞阻,以胶艾汤益阴养胎,补血止血,由阿胶、艾叶、当归、川芎、芍药、地黄、甘草组成。

妊娠血虚,腹痛绵绵,以当归芍药散养血疏肝,健脾利湿,由当归、芍药、茯苓、白术、泽泻、川芎组成。

妊娠呕吐不止,胃虚有寒者,以干姜人参半夏丸补虚温中,降逆止呕,由干姜、人参、半夏组成。

妊娠血虚热郁,小便难者,以当归贝母苦参丸养血润燥,清热利湿,由当归、贝母、苦参组成。

妊娠水气内阻,小便不利者,以葵子茯苓散通窍利水,由葵子、茯苓组成。

妊娠宜常服当归散养血清热,由当归、川芎、芍药、黄芩、白术组成。

妊娠养胎,服白术散以温中去寒,由白术、牡蛎、蜀椒、川芎组成。

◎助忆歌诀

癥病桂枝茯苓丸,丹皮桃芍服之瘥,
少腹如痛附子方,妊娠腹痛乃脏寒,
当归芍药散苓术,泽芎怀娠痛绵绵,
妇人妊娠吐不止,干姜人参半夏丸,
妇人妊娠小便难,当归贝母苦参丸,
妊娠身重尿不利,宜服葵子茯苓散,
妊娠常服当归散,芎芍芩术胎可安,
寒湿伤胎白术散,牡蛎蜀椒川芎煎。

妇人产后病脉证并治第二十一

（论一首　证六条　方八首）

【原文】

★问曰：新产妇人有三病，一者病痉，二者病郁冒[①]，三者大便难，何谓也？师曰：新产血虚，多汗出，喜中风，故令病痉。亡血复汗，寒多，故令郁冒。亡津液胃燥，故令大便难。

★产妇郁冒，其脉微弱，呕不能食，大便反坚，但头汗出；所以然者，血虚而厥，厥而必冒，冒家欲解，必大汗出；以血虚下厥，孤阳上出，故头汗出，所以产妇喜汗出者，亡阴血虚，阳气独盛，故当汗出，阴阳乃复，大便坚，呕不能食，小柴胡汤主之。（方见"呕吐哕下利病脉证第十七"中。）

★病解能食，七八日更发热者，此为胃实，大承气汤主之。（方见"痉湿暍病脉证第二"中。）

★产后腹中疙痛，当归生姜羊肉汤主之，并治腹中寒疝，虚劳不足。（方见"腹满寒疝宿食病脉证治第十"。）

★产后腹痛，烦满（懑）不得卧，枳实芍药散主之。

枳实芍药散方

枳实（烧令黑，勿太过）　芍药等分

上二味，杵为散，服方寸匕，日三服，并主痈脓，以麦粥下之。

★师曰:产妇腹痛,法当与枳实芍药散,假令不愈者,此为腹中有干血着脐下,宜下瘀血汤主之,亦主经水不利。

下瘀血汤方

大黄三两　桃仁二十枚　䗪虫二十个(熬,去足)

上三味,末之,炼蜜和为四丸,以酒一升煎一丸,取八合,顿服之,新血下如豚肝。

【词解】

①郁冒:即昏厥。

【原文】

★产后七八日,无太阳症,少腹坚痛,此恶露①不尽,不大便,烦躁发热,切脉微实,再倍发热,日晡时烦躁者不食,食则谵语,至夜即愈,宜大承气汤主之。热在里,结在膀胱也。(方见"痉湿暍病脉证第二"中。)

★产后风,续之数十日不解,头微痛,恶寒,时时有热,心下闷,干呕,汗出,虽久,阳旦证①续在耳,可与阳旦汤。(即桂枝汤方,见"呕吐哕下利病脉证治第十七"。)

★产后中风,发热面正赤,喘而头痛,竹叶汤主之。

竹叶汤方

竹叶一把　葛根三两　防风　桔梗　桂枝　人参　甘草各一两　附子一枚(炮)　大枣十五枚　生姜五两

上十味,以水一斗,煮取二升半,分温三服,温覆使汗出。颈项强,用大附子一枚,破之如豆大,煎药扬去沫,呕者加半夏半升洗。

★妇人乳中虚,烦乱,呕逆,安中益气,竹皮大丸主之。

竹皮大丸方

白薇一分　石膏二分　桂枝一分　甘草七分　生竹茹二分

上五味,末之,枣肉和丸,弹子大,以饮服一丸,日三夜二服,有热者倍白薇,烦喘者加柏实一分。

★产后下利虚极,白头翁加甘草阿胶汤主之。

白头翁加甘草阿胶汤方

白头翁　甘草　阿胶各二两　秦皮　黄连　柏皮各三两

上六味以水七升,煮取二升半,内胶令消尽,分温三服。

【词解】
①恶露:产后瘀血。
②阳旦证:即桂枝汤证。
③乳中虚:谓在乳子期中,中气虚弱。

【原文】

附方

《千金方》三物黄芩汤

治妇人在草褥,自发露得风,四肢苦烦热,头痛者。与小柴胡汤;头不痛,但烦者,此汤主之。

黄芩一两　苦参二两　干地黄四两

上三味,以水八升,煮取二升,温服一升,多吐下虫。

《千金方》内补当归建中汤

治妇人产后虚羸不足,腹中刺痛不止,吸吸少气,或苦少腹中急,摩痛引腰背,不能食饮,产后一月,日得服四五剂为善,令人强壮宜。

当归四两　桂枝三两　芍药六两　生姜三两　甘草二两　大枣十二枚

上六味,以水一斗,煮取三升,分温三服,一日令尽。若大虚,加饴糖六两,汤成内之,于火上暖令饴消,若去血过多,崩伤内衄不止,加地黄六两、阿胶二两,合八味,汤成内阿胶,若无当归,以芎䓖代之。若无生姜,以干姜代之。

本篇概要

本篇是专论妇人新产后的病证和治法,首先提出新产妇人有三病,一者病痉,就是筋脉拘挛;二者病郁冒就是昏厥证;三者大便难。三病在临床治疗方面虽然有所不同,但都是由于产后亡血伤津而引起。在治疗方面,有治疗"中风发热,面正赤,头痛"欲作痉之竹叶汤;有治疗"孤阳上出,头汗出"而将郁冒之小柴胡汤;有治疗"不大便"之小承气汤。

其次,产后腹痛亦为常见疾病,治疗时应辨明虚实。如属血虚而寒的"腹中疬痛",宜服当归生姜羊肉汤;如属气血郁滞"烦满不得卧"的腹痛,宜服枳实芍药散;如属"腹中有干血着脐下"的腹痛,宜服大承气汤。

◎助忆歌诀

新产妇人有三病,曰痉郁冒便难名,
皆因亡血伤津液,虚寒血瘀辨腹痛。

方证解析

产后血虚而寒的腹痛,以当归生姜羊肉汤温血散寒,(方剂组成见"腹满寒疝宿食病脉证治第十"。)

产后气血郁滞的腹痛,以枳实芍药散宣通气血,由枳实、芍药组成。

产后腹中有干血着脐下而腹痛,以下瘀血汤逐瘀通经,由大黄、桃仁、䗪虫组成。

产后续感风邪久不解,阳旦汤证继续存在者,可与阳旦汤先解其表。(阳旦汤即桂枝汤,方剂组成见"呕吐哕下利病脉证治第十七"。)

产后中风欲作痉病,以竹叶汤祛邪扶正,由竹叶、葛根、防风、桂枝、附子、甘草、桔梗、人参、大枣、生姜组成。呕者加半夏。

产后气虚有热,虚烦呕吐者,以竹皮大丸退热除烦,安中止呕,由竹茹、桂枝、甘草、白薇、石膏组成,枣肉为丸。

产后下利极虚,以白头翁加甘草阿胶汤清热燥湿,补血益气。(白头翁汤方剂组成见"呕吐哕下利病脉证治第十七"。)

妇人在褥得风,以千金三物黄芩汤养血除热,由黄芩、苦参、地黄组成。

妇人产后虚羸不足,腹中刺痛,以当归建中汤调和营卫,补血养营。(方剂组成见"血痹虚劳病脉证并治第六:小建中汤加当归"。)

◎助忆歌诀

产后血虚腹疼痛,当归生姜羊肉饮,
产后腹痛烦且满,枳实芍药散立宁,

下瘀血汤蜜为丸,大黄桃仁合䗪虫,
产后感风久不解,阳旦汤主阳旦证,
产后中风欲作痉,竹叶汤中葛防风,
桂附甘桔参枣姜,呕吐半夏入汤中,
竹皮大丸桂草薇,石膏枣肉呕逆停,
白头翁加草胶汤,产后下利功立应,
千金三物黄芩方,苦参地黄草褥风,
内补当归建中汤,产后虚嬴腹中痛。

妇人杂病脉证并治第二十二

（论一首　脉证十四条　方十四首）

【原文】

★妇人中风，七八日续来寒热，发作有时，经水适断，此为热入血室①，其血必结，故使如疟状，发作有时，小柴胡汤主之。（方见"呕吐哕下利病脉证治第十七"。）

★妇人伤寒发热，经水适来，昼日明了，暮则谵语，如见鬼状者，此为热入血室，治之，无犯胃气及上二焦，必自愈。

★妇人中风，发热恶寒，经水适来，得之七八日，热除，脉迟，身凉和，胸胁满，如结胸状②，谵语者，此为热入血室也，当刺期门，随其实③而取之。

★阳明病，下血，谵语者，此为热入血室，但头汗出，当刺期门，随其实而泻之，濈然④汗出则愈。

★妇人咽中如有炙脔⑤，半夏厚朴汤主之。

半夏厚朴汤方

半夏一升　厚朴三两　茯苓四两　生姜五两　干苏叶二两

上五味，以水七升，煮取四升，分温四服，日三夜一服。

★妇人藏躁⑥，喜悲伤欲哭，象如神灵所作，数欠伸⑦，甘麦大枣汤主之。

甘麦大枣汤方

甘草三两　小麦一升　大枣十枚

上三味,以水六升,煮取三升,温分三服,亦补脾气。

【词解】

①血室:即子宫。

②结胸:病名,心下硬满,按之疼痛。

③随其实:随着邪实的所在。

④漐然:汗出连绵不断的意思。

⑤炙脔:就是烤肉块。

⑥藏躁:病名,脏躁,是情志病的一种,主要症状是常常没有原因的悲哭。

⑦数欠伸:不时地打呵欠,伸懒腰。

【原文】

★妇人吐涎沫,医反下之,心下即痞,当先治其吐涎沫,小青龙汤主之;涎沫止,乃治痞,泻心汤主之。

小青龙汤方(见"肺痿肺痈咳嗽上气病脉证治第七")

泻心汤方(见"惊悸吐衄下血胸满瘀血病脉证治第十六")

★妇人之病,因虚、积冷、结气,为诸经水断绝至有历年,血寒积结胞门①,寒伤经络,凝坚在上,呕吐涎唾,久成肺痈,形体损分②,在中盘结,绕脐寒疝,或两胁疼痛,与藏③相连,或结热中④,痛在关元,脉数无疮,肌若鱼鳞,时着男子,非止女身,在下未多⑤,经候不匀,冷阴掣痛,少腹恶寒,或引腰脊,下根气街⑥,气冲⑦急痛,膝胫疼烦,奄忽眩冒⑧,状如厥癫,或有忧惨,悲伤多嗔,此皆带下⑨,非有鬼神。久则羸瘦,脉虚多寒。三十六病⑩,千变万端,审脉阴阳,虚实紧弦,行其针药,治危得安,其虽同病,脉各异源,子当辨记,勿谓不然。

★问曰：妇人年五十所，病下利数十日不止，暮即发热，少腹里急，腹满，手掌烦热，唇口干燥，何也？师曰：此病属带下。何以故？曾经半产，瘀血在少腹不去，何以知之？其症唇口干燥，故知之。当以温经汤主之。

温经汤方

吴茱萸三两　　当归　芎䓖　芍药　人参　桂枝　阿胶　牡丹皮(去心)　生姜　甘草各二两　半夏半斤　麦门冬一升(去心)

上十二味，以水一斗，煮取三升，分温三服。亦主妇人少腹寒，久不受胎，兼取崩中去血，或月水来过多及至期不来。

★带下经水不利，少腹满痛，经一月再见者，土瓜根散主之。

土瓜根散方

(阴㿗肿亦主之)
木瓜根　䗪虫　桂枝　芍药各三两
上四味，杵为散，酒服方寸匕，日三服。

【词解】
①胞门：指子宫而言。
②损分：虚损的意思。
③藏：指子宫而言。
④结热中：即结热在中的意思。
⑤在下未多：寒气在下，月经不多。
⑥气街：即气冲穴。
⑦气冲：穴名，在鼠蹊上一寸。
⑧奄忽眩冒：突然眩晕昏冒。

⑨带下:指带脉以下经带诸病的总称。

⑩三十六病:《诸病源候总论》以七癥、八瘕、九痛、十二带下为妇人三十六病。《千金方》以十二瘕、九痛、七害、五伤、三痼为妇人三十六病。

【原文】

★寸口脉弦而大,弦则为减,大则为芤,减则为寒,芤则为虚,寒虚相搏,此名曰革,妇人则半产漏下,旋覆花汤主之。

旋覆花汤方

旋覆花三两　葱十四茎　新绛少许
上三味,以水三升,煮取一升,顿服之。

★妇人陷经①,漏下,黑不解,胶姜汤主之。(臣亿等校诸本无胶姜汤方,想是前"妇人妊娠病脉证并治第二十"中胶艾汤。)

★妇人少腹满如敦状②,小便微难而不渴,生后者,此水与血俱结在血室也,大黄甘遂汤主之。

大黄甘遂汤方

大黄四两　甘遂二两　阿胶二两
上三味,以水二升,煮取一升,顿服之。其血当下。

★妇人经水不利下,抵当汤主之,(亦治男子膀胱满急有瘀血者。)

抵当汤方

水蛭三十个(熬)　虻虫三十个(熬,去翅足)　桃仁二

十个(去皮尖)　大黄三两(酒浸)

上四味,为末,以水五升,煮取三升,去滓,温服一升。

★妇人经水闭不利,藏坚癖不止③,中有干血,下白物④矾石丸主之。

矾石丸方

矾石三合(烧)　杏仁一分

上二味,末之,炼蜜和丸枣核大,内藏中,剧者再内之。

【词解】
①陷经:月经下而不止。
②敦状:古人盛粮之器,两带稍锐,中间肥大,如敦状。
③藏坚癖不止:藏即子宫,坚癖是坚硬的积块,不止即不散的意思。意即子宫有干血。
④白物:即白带。

【原文】
★妇人六十二种风,及腹中血气刺痛,红蓝花酒主之。

红蓝花酒方

(疑非仲景方)
红蓝花一两
上一味,以酒一大升,煎减半,顿服一半,未止再服。

★妇人腹中诸疾痛,当归芍药散主之。当归芍药散(方见"妇人妊娠病脉证并治第二十"。)
★妇人腹中痛,小建中汤主之。小建中汤方(方见"血痹虚劳病脉证并治第六"。)

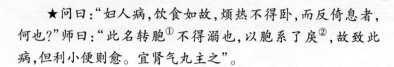

★问曰:"妇人病,饮食如故,烦热不得卧,而反倚息者,何也?"师曰:"此名转胞①不得溺也,以胞系了戾②,故致此病,但利小便则愈。宜肾气丸主之"。

肾气丸方

干地黄八两　薯蓣四两　山茱萸四两　泽泻三两　茯苓三两　牡丹皮三两

桂枝一两　附子(炮)一两

上八味,末之,炼蜜和丸,梧子大,酒下十五丸,加至二十五丸,日再服。

★蛇床子散方　温阴中坐药。

蛇床子散方

蛇床子

上一味,末之,以白粉少许,和令相得,如枣大,锦裹内之,自然温。

★少阴脉滑而数者,阴中即生疮,阴中蚀疮烂者,狼牙汤洗之。

狼牙汤方

狼牙三两

上一味,以水四升,煮取半升,以绵缠箸如茧,浸汤沥阴中,日四遍。

★胃气下泄,阴吹而正喧③,此谷气之实也,膏发煎导之。

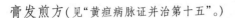

膏发煎方(见"黄疸病脉证并治第十五"。)

小儿疳虫蚀齿方

(疑非仲景方)

雄黄　葶苈

上二味,末之,取腊月猪脂溶,以槐枝绵裹头四五枚,点药烙之。

【词解】

①转胞:胞即尿胞,转胞乃膀胱受压,脐下急痛,小便不通之证。

②胞系了戾:即膀胱之系缭绕转戾,逆而不顺之意。

③阴吹而正喧:阴户中时有气出如吹,如大便矢气一样,而且喧然有声。

🌿 本篇概要

本篇所论妇人杂病,归纳为四个内容:即热入血室,月经诸疾和少腹胀痛,阴道间病以及情志抑郁。

妇人经水适断或经水适来,因受外邪引起的热入血室病,以小柴胡汤或针刺期门治疗。

月经诸疾有血瘀、血虚,和水与血结的不同。如温经汤证、土瓜根散证、抵当汤证等,都属于血瘀证;如胶姜汤证则属于血虚证;而大黄甘遂汤证则属于水与血结证。少腹胀痛亦有属虚、属实和在肝在脾之不同,如小建中汤证则为虚证;红蓝花酒证则为实证;当归芍药散则治疗在肝在脾之腹中诸痛证。

阴道间病包括"中有干血,下白物"之矾石丸证,"转胞,不得溺"之肾气丸证,"温阴中坐药"之蛇床子散证,"阴中蚀疮烂者"之狼牙汤证,以及"阴吹而正喧"之膏发煎证。

171

情志抑郁方面之疾患有"咽中如有炙脔"之半夏厚朴汤证和"脏躁病"之甘麦大枣汤证。妇女杂病之病因比较复杂，但归纳起来，不外在本篇所指出的："因虚、积冷、结气。"

◎助忆歌诀

热入血室妇人病，月经诸疾少腹痛，
阴道间病情志郁，因虚积冷结气成。

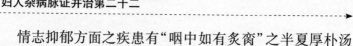 方证解析

妇人热入血室病，寒热如疟状，以小柴胡汤清肝胆之热。（方剂组成见"呕吐哕下利病脉证治第十七"。）

妇人因气阻痰塞，咽中如有炙脔者，以半夏厚朴汤调气散郁，由半夏、厚朴、生姜、苏叶、茯苓组成。

妇人脏躁，象如神灵所作，以甘麦大枣汤养心宁神，止躁缓急，由甘草、浮小麦、大枣组成。

妇人吐涎沫医反下之，心下即痞，以小青龙汤先治其吐涎。（方剂组成见"肺痿肺痈咳嗽上气病脉证治第七"。）

涎沫止，乃治痞，以泻心汤峻泻郁结之邪，由大黄、黄连、黄芩组成。

妇人因瘀血未去而成崩漏，以温经汤去瘀生新，由当归、川芎、芍药、甘草、生姜、人参、桂枝、吴茱萸、丹皮、阿胶、半夏、麦门冬组成。

妇人因瘀血而经水不利者，以土瓜根散破瘀通经，由土瓜根、桂枝、芍药、蟅虫组成。

半产漏下而属于虚寒者，以旋覆花汤调理，由旋覆花、新绛、葱组成。

妇人转胞不得溺,以肾气丸兴阳化气利水。(方剂组成见"中风历节病脉证并治第五:八味丸"。)

　　妇人因崩漏经血下陷,日久不解者,以胶姜汤养血滋肝散寒。(方剂组成未见。)历代医家认为系胶艾汤之误,(该方剂组成见"妇女妊娠病脉证并治第二十")。

　　妇人水与血结,小便不利,以大黄甘遂汤水血兼攻,由大黄、甘遂、阿胶组成。

　　经水不利之实证,以抵当汤逐淤破积,由虻虫、水蛭、大黄、桃仁组成。

　　妇人经闭不利,中有干血,以坐药矾石丸纳藏中除热破积,由矾石、杏仁组成。

　　妇人挟风,腹中刺痛,以红蓝花酒破血通经,行气散风,由酒煎红蓝花。

　　妇人虚寒腹痛,以小建中汤补中生血缓急。(方剂组成见"血痹虚劳脉证并治第六"。)

　　妇人阴寒,以坐药蛇床子散温之,用白粉少许和蛇床子散。

　　妇人阴吹,以膏发煎润导大便。(方剂组成见"黄疸病脉证并治第十五"。)

　　妇人下焦湿热,阴中生疮,水煎狼牙外洗,以清热除湿杀虫。

　　小儿疳虫蚀齿方,以雄黄、葶苈为末,猪脂溶之。

◎助忆歌诀

热入血室如疟证,小柴胡汤服之宁,
<u>半夏厚朴汤</u>姜生,苏叶入煎加茯苓,
<u>甘草小麦大枣汤</u>,妇人藏躁如神灵,

吐涎误下心下痞，先医吐涎小青龙，
涎止治痞泻心汤，大黄黄连入黄芩，
病属带下温经汤，瘀血不去崩漏成，
归芎芍草姜参桂，吴丹胶半麦门冬，
少腹满痛经不利，土瓜根桂芍䗪虫，
半产漏下虚寒证，旋覆花汤新绛葱，
妇人转胞肾气丸，胶姜汤主陷经症，
大黄甘遂汤阿胶，水与血结尿不行，
经水不利抵当汤，虻虫水蛭黄桃仁，
干血经闭矾石丸，杏仁蜜丸纳藏中，
红蓝花酒腹刺痛，虚寒腹痛小建中，
阴寒坐药蛇床散，阴吹膏发煎导宁，
阴疮狼牙汤外洗，下焦湿热乃病因，
小儿疳虫蚀齿方，雄黄葶苈猪脂溶。

杂疗方第二十三

（论一首　证一条　方二十三首）

【原文】

★退五脏虚热，四时加减柴胡饮子方

四时加减柴胡饮方

冬三月柴胡八分　白术八分　陈皮五分　大腹槟榔四枚（并皮、子用）　生姜五分　桔梗七分

春三月加枳实　减白术，共六味

夏三月加生姜三分　枳实五分　甘草三分，共八味

秋三月加陈皮三分，共六味

上各吹咀，分为三贴，一贴以水三升，煮取二升，分温三服；如人行四五里进一服，如四体壅，添甘草少许，每贴分作三小贴，每小贴以水一升，煮取七合，温服。再合滓为一服。重者，都成四服。（疑非仲景方。）

★**长服诃梨勒丸方**（疑非仲景方。）

诃梨勒　陈皮　厚朴各三两

上三味，末之，炼蜜丸如梧子大，酒饮服二十丸，加至三十丸。

★**三物备急丸方**（见《千金方》，司空裴秀为散用亦可，先和成汁，乃倾口中，令从齿间得入，至良验。）

大黄一两　干姜二两　巴豆一两（去皮心，熬，外研如脂）

上药各须精新,先捣大黄、干姜为末,研巴豆内中,合治一千杵,用为散,蜜和丸亦佳,密器贮之,莫令歇。主心腹卒暴百病,若中恶客杵,心腹胀满,卒痛如锥刺,气急口噤,停尸卒死者,以暖水若酒,服大豆许三四丸,或不下,捧头起,灌令下咽,须臾当差,如未差,更与三丸,当腹中鸣,即吐下便差,若口噤,亦须折齿灌之。

★治伤寒令愈不复,紫石寒食散方。(见《千金翼》。)

紫石寒食散方

紫石英 白石英 赤石脂 钟乳(研炼) 栝蒌根 防风 桔梗 文蛤 鬼臼各十分 太乙余粮十分(烧) 干姜 附子(炮,去皮) 桂枝各四分(去皮)

上十三味,杵为散,酒服方寸匕。

★救卒死方(共五方)
薤捣汁,灌鼻中。
雄鸡冠割取血,管吹内鼻中。
猪脂如鸡子大,苦酒一升,煮沸,灌喉中。
鸡肝及血涂面上,以灰围四周,立起。
大豆二七粒,以鸡子白,并酒和,尽以吞之。

★救卒死而状热者方
矾石半斤,以水一斗半,煮消,以渍脚,令没踝。

★救卒死而目闭者方
骑牛临面,捣薤汁灌耳中,吹皂荚末鼻中,立效。

★救卒死而张口反折者方

灸手足两爪后十四壮了,饮以五毒诸膏散(有巴豆者)。

★救卒死而四肢不收失便者方

马尿一升,水三斗,煮取二斗以洗之。又取牛洞(稀粪也)一升,温酒灌口中,灸心下一寸,脐上三寸,脐下四寸,各一百壮,差。

★救小儿卒死而吐利不知是何病方

狗屎一丸,绞取汁,以灌之,无湿者,水煮干者,取汁。

★治尸蹶方

尸蹶脉动而无气,气闭不通,故静而死也,治方。(脉证见上卷。)

菖蒲屑,内鼻两孔中吹之,令人以桂屑着舌下。

剔取左角发方寸烧末,酒和,灌令入喉,立起。

★救卒死、客忤死,还魂汤主之方。(《千金方》云:主卒忤死击,飞尸,诸奄忽气绝,无复觉,或已无脉,口噤拗不开,去齿下汤,汤下口,不下者,分病人发左右,捉搯肩引之,药下,复增取一升,须臾立苏。)

麻黄三两(去节)(一方四两)   杏仁七十个   (去皮尖)   甘草一两(炙)(《千金方》用桂心二两)

上三味,以水八升,煮取三升,去滓,分令咽之,通治诸感忤。

又方

韭根一把   乌梅廿七个   吴茱萸半升(炒)

上三味,以水一斗煮之,以病人栉内中三沸,栉浮者生,沉者死,煮取三升,去滓,分饮之。

★救自缢死方

救自缢死,旦至暮,虽已冷,必可治;暮至旦,小难也;恐此当言阴气盛故也;然夏时夜短于昼,又热犹应可治;又云心下若微温者,一日以上,犹可治之方。

徐徐抱解,不得截绳,上下安被卧之;一人以脚踏其两肩,手少挽其发,常弦弦勿纵之;一人以手据胸上,数动之;一人摩捋臂胫屈伸之。若已僵,但渐渐强屈之,并按其腹;如此一炊顷,气从口出,呼吸,眼开,而犹引按莫置,亦勿苦劳之;须臾,可少与桂枝汤及粥清,含与之,令濡喉,渐渐能咽,乃稍止。若向令两人以管吹其两耳朵好,此法最善,无不活者。

★疗中暍方

凡中暍死,不可使得冷,得冷便死,疗之方。

屈草带绕暍人脐,使三两中溺其中,令温。亦可用热泥和屈草,亦可扣瓦碗底,按及车缸以着暍人,取令溺,须得流去,此谓道路穷卒无汤。当令溺其中,欲使多人溺,取令温。若有汤,便可与之,不可泥及车缸,恐此物冷,暍既在夏月,得热泥土暖车缸,亦可用也。

★救溺死方

取灶中灰两石余,以埋人,从头至足,水出七孔,即活。

上疗自缢溺暍之法,并出自张仲景为之。其意殊绝,殆非常情所及,《本草》所能关,实救人之大术矣!伤寒家数有暍,非此遇热之暍。(见《外台》《肘后方》)

★治马坠及一切筋骨损方(见《肘后方》)

大黄一两(切,浸汤成下)　绯帛如手大(烧灰)　乱发如鸡子

大(烧灰用)　久用炊单布一尺(烧灰)　败蒲一握三寸　桃仁四十九个(去皮尖,熬)　甘草如中指节(炙,剉)

　　上七味,以童子小便量多少,煎汤成,内酒一大盏,次下大黄,去滓,分温三服。先剉败蒲席半领,煎汤浴,衣被盖覆,斯须通利数行,痛楚立差。利及浴水赤,勿怪,即瘀血也。

禽兽鱼虫禁忌并治第二十四

（论辨二首　合九十法　方二十一首）

【原文】

凡饮食滋味，以养于生，食之有妨，反能为害。自非服药炼液，焉能不饮食乎？切见时人，不闲调摄，疾疢竞起，若不因食而生，苟全其生，须知切忌者矣。所食之味，有与病相宜，有与身为害，若得宜则益体，害则成疾，以此致危，例皆难疗。凡煮药饮汁以解毒者，虽云救急，不可热饮。诸毒病得热更甚，宜冷饮之。

肝病禁辛，心病禁咸，脾病禁酸，肺病禁苦，肾病禁甘。春不食肝，夏不食心，秋不食肺，冬不食肾，四季不食脾。辨曰：春不食肝者，为肝气旺，脾气败，若食肝，则又补肝，脾气败尤甚，不可救；又肝旺之时，不可以死气入肝，恐伤魂也。若非旺时，即虚，以肝补之佳。余脏准此。

凡肝脏自不可轻啖，自死者弥甚。

凡心皆为神识所舍，勿食之，使人来生复其报对矣。

凡肉及肝落地不着尘土者，不可食之。

诸肉及鱼，若狗不食，鸟不啄者，不可食。

诸肉不干，火炙不动，见水自动者，不可食之。

肉中有如朱点者，不可食之。

畜肉，热血不断者，不可食之。

父母及本身命肉，食之令人神魂不安。

食肥肉及热羹，不得饮冷水。

诸五脏及鱼,投地尘土不污者,不可食之。

秽饭馁肉,臭鱼,食之皆伤人。

自死肉,口闭者,不可食之。

六畜自死,皆疫死,则有毒,不可食之。

兽自死,北首及伏地者,食之杀人。

食生肉,饱饮乳,变成白虫(一作血蛊)

疫死牛肉,食之令病洞下,亦致坚积,宜利药下之。

脯脏(藏)米瓮中有毒,及经夏食之,发肾病。

★治自死六畜肉中毒方

黄柏屑,捣服方寸匕。

★治食郁肉,漏脯中毒方(郁肉,密器盖之隔宿者是也;漏脯,茅屋漏下沾着者是也。)

烧犬屎酒服方寸匕,每服人乳汁亦良,饮生韭汁三升,亦得。

★治黍米中藏干脯,食之中毒方

大豆浓煮汁,饮数升即解,亦治狸肉漏脯等毒。

★治食生肉中毒方

掘地深三尺,取其下土三升,以水五升煮数沸,澄清汁,饮一升即愈。

★治六畜鸟兽肝中毒方

水浸豆豉,绞取汁,服数升愈。

马脚无夜眼者,不可食之。

食酸马肉,不饮酒,则杀人。

马肉不可热食,伤人心。

马鞍下肉,食之杀人。

白马黑头者,不可食之。

白马青蹄者,不可食之。

马肉独肉共食,饱醉卧,大忌。

驴马肉合猪肉,食之成霍乱。

马肝及毛不可妄食,中毒害人。

★治(食)马肝中毒人未死方

雄鼠屎二七粒,末之,水和服,日再服。(屎尖者是。)

又方

人垢,取方寸匕,服之佳。

★治食马肉中毒欲死方

香豉二两　　杏仁三两

上二味,蒸一食顷熟,杵之服,日再服。

又方

煮芦根汁,饮之良。

疫死牛,或目赤,或黄,食之大忌。

牛肉共猪肉食之,必作寸白虫。

青牛肠不可合犬肉食之。

牛肺,从三月至五月,其中有虫如马尾,割去勿食,食则损人。

牛羊猪肉,皆不得以楮木桑木蒸炙,食之,令人腹内生虫。

啖蛇牛肉杀人,何以知之?啖蛇者,毛发向后顺者是也。

★治啖蛇牛肉,食之欲死方

饮人乳汁一升,立愈。

又方

以泔洗头,饮一升愈。

牛肚细切,以水一斗,煮取一升,缓饮之,大汗出者愈。

★治食牛肉中毒方

甘草煮汁饮之即解。

羊肉,其有宿热者,不可食之。

羊肉不可共生鱼、酪食之,害人。

羊蹄甲中有珠子白者,名羊悬筋,食之令人癫。

白羊黑头食其脑,作肠痈。

羊肝共生椒食之,破人五脏。

猪肉共羊肝和食之,令人心闷。

猪肉以生胡荽同食,烂人脐。

猪脂不可合梅子食之。

猪肉和葵食之少气。

鹿肉不可和蒲白作羹,食之发恶疮。

麋脂及梅李子,若妊娠食之,令子青盲,男子伤精。

獐肉不可合虾及生菜、梅李果食之,皆病人。

痼疾人,不可食熊肉,令终身不愈。

白犬自死,不出舌者,食之害人。

食狗鼠余,令人发瘘疮。

★治食犬肉不消成病方

治食犬肉不消,心下坚,或腹胀口干大渴,心急发热,妄语如狂,或洞下方。

杏仁一升(合皮,熟,研用)

上一味,以沸汤三升,和取汁,分三服,利下肉片,大验。

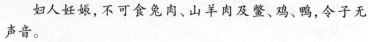

妇人妊娠，不可食兔肉、山羊肉及鳖、鸡、鸭，令子无声音。

兔肉不可合白鸡肉食之，令人面发黄。

兔肉着干姜食之，成霍乱。

凡鸟自死，口不闭，翅不合者，不可食之。

诸禽肉，肝青者，食之杀人。

鸡有六翮四距者，不可食之。

乌鸡白首者，不可食之。

鸡不可共葫蒜食之，滞气（一云鸡子。）

山鸡不可合鸟兽肉食之。

雉肉久食之，令人瘦。

鸭卵不可合鳖肉食之。

妇人妊娠食雀肉，令子淫乱无耻。

雀肉不可合李子食之。

燕肉勿食，入水为蛟龙所啖。

★治食鸟兽中箭肉毒方

鸟兽有中毒箭死者，其肉有毒，解之方。

大豆煮汁及盐汁服之解。

鱼头正白，如连珠至脊上，食之杀人。

鱼头中无腮者，不可食之，杀人。

鱼无肠胆者，不可食之，三年阴不起，女子绝生。

鱼头似有角者，不可食之。

鱼目合者，不可食之。

六甲日，勿食鳞甲之物。

鱼不可合鸡肉食之。

鱼不得合鸬鹚肉食之。

鲤鱼鲊不可合小豆藿食之，其子不可合猪肝食之，害人。

鲤鱼不可合犬肉食之。

鲫鱼不可合猴雉肉食之。（一云不可合猪肺食。）

鳀鱼合鹿肉生食，令人筋甲缩。

青鱼鲊不可合生葫荽及葵并麦中食之。

鳀、鳝不可合白犬血食之。

鱼肉不可合酒果子食之。

鳖目凹陷者及厌下有王字形者形者，不可食之。

其肉不得合鸡鸭食之。

龟鳖肉不可合苋菜食之。

虾无须及腹下通黑，煮之反白者，不可食之。

食脍（鲙），饮乳酪，令人腹中生虫，为瘕。

★治食鲙不化成癥病方

鲙，食之在心胸间不化，吐复不出，速下除之，久成瘕病，治之方。

橘皮一两，大黄二两　朴硝二两

上三味，以水一大升，煮至小升，顿服即消。

★食鲙多不消，结为瘕病，治之方

马鞭草

上一味，捣汁饮之，或以姜叶汁饮之一升亦消。又可服吐药吐之。

★食鱼后中毒，两各烦乱，治之方

橘皮

浓煎汁服之即解。

★食鲙鲅鱼中毒方
芦根
煮汁服之即解。
蟹目相向，足斑，目赤者，不可食之。

★食蟹中毒，治之方
紫苏
煮汁，饮之三升，紫苏子捣汁饮之亦良。
又方
冬瓜汁饮三升，食冬瓜亦可。

凡蟹未过霜多毒，其熟者乃可食之。
蜘蛛落食中，有毒，勿食之。
凡蜂蝇虫蚁等，多集食上，食之致瘘。

果子生食生疮。

果子落地经宿,虫蚁食之者,人大忌食之。

生米停留多月,有损处,食之伤人。

桃子多食,令人热,仍不得入水浴,令人病淋沥热病。

杏酪不熟,伤人。

梅多食,坏人齿。

李不可多食,令人胪胀。

林檎不可多食,令人百脉弱。

橘柚多食,令人口爽,不知五味。

梨不可多食,令人寒中,金疮、产妇亦不宜食。

樱桃杏多食,伤筋骨。

安石榴不可多食,损人肺。

胡桃不可多食,令人动痰饮。

生枣多食,令人热渴气胀,寒热,羸瘦者,弥不可食,伤人。

★食诸果中毒治之方

猪骨(烧过)

上一味,末之,水服方寸匕。亦治马肝漏脯等毒。

木耳赤色,及仰生者,勿食。

菌仰卷及赤色者不可食。

★食诸菌中毒,闷乱欲死,治之方

人粪汁饮一升,土浆饮一二升,大豆浓煮汁饮之服诸吐利药并解。

食枫柱菌而哭不止,治之前方。

误食野芋,烦毒欲死,治之方以前方。（其野芋根,山东人名魁芋,人种芋三年不收,亦成野芋,并杀人。）

★蜀椒闭口者有毒,误食之,戟人咽喉,气病欲绝,或吐下白沫,身体痹冷,急治之方

肉桂煎汁饮之,多饮冷水一二升,或食蒜,或饮地浆,或浓煮豉汁饮之并解。

正月勿食生葱,令人面生游风。

二月勿食蓼,伤人肾。

三月勿食小蒜,伤人志性。

四月八月勿食胡荽,伤人神。

五月勿食韭,令人乏气力。

五月五日勿食一切生菜,发百病。

六月七日勿食菜芋,伤神气。

八月九月勿食姜,伤人神。

十月勿食椒,损人心,伤心脉。

十一月十二月勿食薤,令多涕唾。

四季勿食生葵,令人饮食不化,发百病,非但食中,药中皆不可用,深宜慎之。

时病差未健,食生菜,手足必肿。

夜食生菜,不利人。

十月勿食被霜生菜,令人面无光,目涩,心痛,腰疼,或发心疟,疟发时,手足十指爪皆青,困萎。

葱韭初生芽者,食之伤人心气。

饮白酒,食生韭,令人病增。

生葱不可共蜜食之,杀人,独颗蒜弥忌。

枣合生葱食之,令人病。

生葱和雄鸡雉白犬肉食之,令人七窍经年流血。

食糖蜜后,四日内食生葱韭,令人心痛。

夜食诸姜蒜葱等,伤人心。

芜青根多食,令人发胀。

薤不可共牛肉作羹,食之成瘕病,韭亦然。

莼多食,动痔疾。

野苣不可同蜜食之,作内痔。

白苣不可共酪同食,作䘌虫。

黄瓜食之发热病。

葵心不可食,伤人,叶尤冷,黄背赤茎者勿食之。

胡荽久食之,令人多忘。

病人不可食胡荽及黄花菜。

芋不可多食,动病。

妊妇食姜,令子余指。

蓼多食,发心痛。

蓼和生鱼食之,令人夺气,阴欬疼痛。

芥菜不可共兔肉食之,成恶邪病。

小蒜多食,伤人心力。

★食躁或躁方

豉

浓煮汁饮之。

★误食钩吻杀人解之方

钩吻与芹菜相似,误食之杀人,解之方。(《肘后》云:与茱芋食芹相似。)

荠苨八两

上一味,水六升,煮取二升,分温二服。

★治误食水莨菪中毒方

菜中有水莨菪,叶圆而光,有毒,误食之,令人狂乱,状如中风,或吐血,治之方。

甘草

煮汁服之即解。

★治食芹菜中龙精毒方

春秋二时,龙带精入芹菜中,人偶食之为病,发时手背腹满,痛不可忍,名蛟龙病,治之方。

硬糖二三升

上一味,日两度服之,吐出如蜥蜴三五枚,差。

★食苦瓠中毒治之方

黎穰煮汁,数服之解。

扁豆,寒热者,不可食之。

久食小豆,令人枯燥。

食大豆屑,忌啖猪肉。

大麦久食,令人作疥。

白黍米不可同饴、蜜食,亦不可合葵食之。

盐多食,伤人肺。

莜麦面多食之,令人发落。

食冷物,冰人齿。

食热物,勿饮冷水。

饮酒食生苍耳,令人心痛。

夏月大醉汗流,不得冷水洗着身,及使扇,即成病。

饮酒,大忌灸腹背,令人肠结。

醉后勿饱食,发寒热。

饮酒食猪肉,卧秫稻穰中,则发黄。

食饴,多饮酒,大忌。

凡水及酒,照见人影动者,不可饮之。

醋合酪食之,令人血瘕。

食白米粥,勿食生苍耳,成走疰。

食甜粥已,食盐即吐。

犀角筋搅饮食,沫出及浇地喷起者,食之杀人。

★饮食中毒繁满治之方

饮食中毒烦满(懑),治之方。

苦参三两　苦酒一升半

上二味,煮三沸,三上三下,服之,吐食出,即差。或以水煮亦得。

又方

犀角汤亦佳。

★贪食,食多不消,心腹坚满痛,治之方

盐一升　水三升

上二味,煮令盐消,分三服,当吐食,便差。

矾石生入腹,破人心肝,亦禁水。

商陆,以水服,杀人。

葶苈子傅头疮,药成,入脑杀人。

水银入耳及六畜等,皆死。以金银着耳边,水银则吐。

苦楝无子者杀人。

凡诸毒,多是假毒以投,不知时,宜煮甘草荠苨汁饮之,通除诸毒药。

08检